Praktische Orthopädie

40. Tagung des Berufsverbandes der Ärzte für Orthopädie e. V.

T0202645

Praktische Orthopädie

40. Tagung des Berufsverbandes
der Ärzte für Orthopädie e. V.

R. Venbrocks (Hrsg.)

Neuroorthopädie
und Rheumaorthopädie
des Kindes

Mit 51 Abbildungen in 78 Einzeldarstellungen und 18 Tabellen

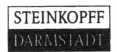

Prof. Dr. med. R. Venbrocks
Orthopädische Klinik
der Friedrich-Schiller-Universität Jena
am Waldkrankenhaus – Rudolf Elle GmbH
Klosterlausitzer Str. 81, 07607 Eisenberg

ISBN 3-7985-1255-8 Steinkopff Verlag, Darmstadt

Die Deutsche Bibliothek – CIP-Einheitsaufnahme
Ein Titeldatensatz für diese Publikation ist bei
Der Deutschen Bibliothek erhältlich

Steinkopff Verlag, Darmstadt
ein Unternehmen der BertelsmannSpringer Science + Business Media GmbH

© Steinkopff Verlag, Darmstadt, 2000
Printed in Germany

Umschlaggestaltung: Erich Kirchner, Heidelberg
Herstellung: Klemens Schwind
Satz: K+V Fotosatz GmbH, Beerfelden

SPIN 10760092   105/7231-5 4 3 2 1 0 – Gedruckt auf säurefreiem Papier

Vorwort

Der Berufsverband der Ärzte für Orthopädie e. V. hat das Thema „Neuro- und Rheumaorthopädie des Kindes" als Schwerpunkt seiner 40. Tagung gewählt, da gerade diese Inhalte in der Weiterbildung von besonderer Bedeutung für das Fachgebiet Orthopädie sind. Die Krankheitsbilder sind vielfältig in ihrer Erscheinung und Therapie, auch wenn sie im Verhältnis zu den altersbedingten degenerativen Erkrankungen eher selten sind. So befassen sich auch nur wenige Spezialisten mit der Diagnostik und den therapeutischen Möglichkeiten. Bei den Patienten handelt es sich um junge Menschen, die bei korrekter Erfassung des Ausmaßes der Erkrankung gute Chancen haben, ein den Gesunden gleichwertiges Leben zu führen. Auch aus diesem Grund ist die Behandlung dieser Kinder mit einer großen Anforderung und Verantwortung verbunden.

Um dieses Therapieziel zu erreichen, erfordern Krankheitsbilder aus beiden Formenkreisen eine enge interdisziplinäre Zusammenarbeit. Nur bei entsprechender medikamentöser Behandlung durch den Kinderarzt, orthetischer Versorgung, physikalischen, krankengymnastischen, therapeutischen Maßnahmen und einem operativen Eingreifen zum richtigen Zeitpunkt, kann ein Optimum für unsere jungen Patienten erreicht werden. Gerade in diesem Fall ist der Orthopäde als Behandler und Teilnehmer in der interdisziplinären Runde gefordert. Nur ein Wissen um die verschiedenen therapeutischen Möglichkeiten führt zu einem adäquaten Handeln. Aus diesem Grund mag dieses Buch jedem Orthopäden ein Wegweiser für die Behandlungsstrategien bei neuro- und rheumaorthopädischen Erkrankungen im Kindesalter sein.

Eisenberg, im August 2000   R. Venbrocks

Inhaltsverzeichnis

▓ Neuroorthopädie

▓ Rheumaorthopädie

Autorenverzeichnis

Prof. Dr. med. H.-R. Casser
Orthopädische Klinik
Klinikum Staffelstein
Am Kurpark 11
96231 Staffelstein

Dr. med. J. Correll
Orthopädische Kinderklinik
Bernauer Str. 18
83229 Aschau i. Chiemgau

Dr. rer. nat. T. Dick
Rheumazentrum
Burtscheider Markt 24
52066 Aachen

Dr. med. G. Florian
Universitätsklinik
für Kinderchirurgie
Auenbruggerplatz 34
A-8036 Graz

Prof. Dr. med. R. Forst
Universitätsklinik
Rathsbergstr. 57
91054 Erlangen

Dr. med. A. Fujak
Orthopädische Klinik
Klinikum Staffelstein
Am Kurpark 11
96231 Staffelstein

Dr. med. R. Häfner
Rheumakinderklinik
Gehfeldstr. 24
82467 Garmisch-Partenkirchen

Prof. Dr. med. J. Hamel
Orthopädische Universitätsklinik
Witten
Harmannstr. 1
58300 Wetter

Prof. Dr. med. H. Hirschfelder
Orthopädische Universitätsklinik
Rathsbergstr. 57
91054 Erlangen

Prof. Dr. med. R. Krauspe
Orthopädische Klinik
Heinrich-Heine-Universität
Moorenstr. 5
40225 Düsseldorf

Univ.-Prof. Dr. med. W.E. Linhard
Universitätsklinik für
Kinderchirurgie
Auenbruggerplatz 34
A-8036 Graz

Dr. med. G. Manolikakis
Orthopädische Klinik
Rummelsberg 71
90592 Schwarzenbruck

Dr. med. C. Oberwittler
St.-Vincenz-Kreiskrankenhaus
Limburg
Auf dem Schafsberg
65549 Limburg

Dr. med. V. Saraph
Universitätsklinik
für Kinderorthopädie
Auenbruggerplatz 34
A-8036 Graz

Dr. med. A. Schramml
Orthopädische Klinik Wichernhaus
Rummelsberg 71
90592 Schwarzenbruck

Dr. med. S. Senst
Marienstift Arnstadt
Wachsenburgallee 12
99310 Arnstadt

M. Spamer
Rheumakinderklinik
Abt. für Physiotherapie
Gehfeldstr. 24
84267 Garmisch-Partenkirchen

Dr. med. Ch. Steinwender
Universitätsklinik
für Kinderchirurgie
Auenbruggerplatz 34
A-8036 Graz

Dr. med. G. Steinwender
Universitätsklinik
für Kinderchirurgie
Auenbruggerplatz 34
A-8036 Graz

Prof. Dr. med. H. Truckenbrodt
Rheumakinderklinik
Gehfeldstr. 24
84267 Garmisch-Partenkirchen

Dr. med. B. Zwick
Universitätsklinik
für Kinderchirurgie
Auenbruggerplatz 34
A-8036 Graz

Neuroorthopädie

Konservative und operative Therapiemaßnahmen des Hüftgelenkes bei der infantilen Zerebralparese

G. Manolikakis

Einleitung

Die Wachstumsrichtung der kindlichen Hüfte ist abhängig von den auf das Hüftgelenk einwirkenden Kräfteverhältnissen. Die Entwicklung der Hüftanlage ist von mehreren Faktoren abhängig [6, 11, 15, 37]. Störung einzelner oder mehrerer dieser Faktoren führen zu einer pathologischen Entwicklung.

Das Hüftgelenk ist beim zerebralparetischen Kind in der Regel normal angelegt. Seine Entwicklung hängt von den oben genannten Faktoren ab. Das Zusammenspiel von zentrierenden und dezentrierenden Faktoren ist zugunsten der letzteren verschoben.

Übereinstimmung besteht in der dezentrierenden Wirkung folgender Faktoren.

- Gestörte muskuläre Balance zugunsten der Hüftbeuger und Hüftadduktoren mit Entwicklung von Hüftbeugeadduktions- und Innenrotationskontrakturen. Das muskuläre Ungleichgewicht bewirkt ein Fehlwachstum der Epiphysenfugen, Strukturveränderungen am Knochen und begünstigt eine Fehlentwicklung des Schenkelhalses mit vermehrter Antetorsion und Steilstellung [6, 7, 17, 20–22, 28, 30, 32, 37–39].
- Fehlende Gewichtsübernahme und Belastungsreiz des Hüftgelenkes [2, 15, 21, 23, 31].
- Beckenschiefstand
- Persistieren pathologischer Reflexmuster [32].
- Herabgesetzte Beweglichkeit des Hüftgelenkes durch den erhöhten Muskeltonus und die eingeschränkte Willkürmotorik [15, 32].

Eine vermehrte Anteversion des Acetabulums, wie von manchen Autoren postuliert, konnte nicht bestätigt werden [2, 11, 32].

Die Häufigkeit der sekundären Hüftluxation bei der infantilen Zerebralparese wird zwischen 2,6% und 60% angegeben. Die Häufigkeit korreliert mit der Schwere der zentralen Schädigung und der damit verbundenen klinischen Manifestationsform [6, 11, 23, 25, 31, 32, 39].

Einzelne Berichte über Hüftluxation bei Hemiparetikern wurden von den meisten Autoren nicht bestätigt [23]. Auch der Autor dieses Artikels konnte bei 683 nachuntersuchten Hüftgelenken von zerebralparetischen

Kindern keine einzige komplette Luxation bei Hemiparese finden [39]. Eine Korrelation zwischen Skoliose, Hüftluxation und Beckenasymmetrie besteht nicht [25]. Das Zusammentreffen einer Beckenasymmetrie mit Luxation der Hüfte auf der hochstehenden Beckenhälfte darf nicht zu falschen Schlußfolgerungen führen.

Die Hüftluxation ist zweifelsohne die schwerwiegendste und meist gefürchtete sekundäre Deformität beim zerebralparetischen Kind und stellt den behandelnden Orthopäden vor schwierige therapeutische Entscheidungen.

Die Folgen sind vielfältig. Bei gehfähigen Patienten bedeutet sie eine Verschlechterung oder gar Verlust ihrer Gehfähigkeit, Funktionseinschränkung und Belastungsschmerzen, welche durch die spastischen Muster noch verstärkt werden. Nicht nur bei gehfähigen Patienten ist ein stabiles und schmerzfreies Hüftgelenk mit einer guten Funktion notwendig, sondern auch speziell für ein stabiles und komfortables Sitzen für nicht gehfähige Patienten sehr wichtig. Die Transferfähigkeit dieser Patienten wird enorm erschwert, insbesondere, wenn durch Beckenasymmetrie, Kippung und Verdrehung des Beckens weitere tertiäre Komponenten hinzukommen. Erschwerte Pflege, insbesondere der Genitalregion, erhöhte Gefahr von Druckulcera und erhöhte Frakturgefährdung sind weitere Probleme, welche wir immer wieder antreffen [6, 11, 12, 32, 37–39].

Oberstes Ziel des orthopädischen Therapiemanagements beim zerebralparetischen Kind ist das Bewahren einer guten Lebensqualität. Das beinhaltet das Vermeiden von Sekundär- und Tertiärschäden. Die Prävention der Hüftgelenksluxation ist ein zentrales therapeutisches Anliegen. Der Erfolg der Prävention hängt von der Indentifikation der ätiologischen Faktoren ab.

Die Therapie der Hüfte beim Zerebralparetiker, egal ob in Form von Weichteilreleases oder knöchernen Operationen hängt vom Verstehen der Hüftpathologie ab. Das mangelnde Verständnis der pathologischen Entwicklung der Hüfte beim zerebralparetischen Kind korreliert leider mit einer hohen Versagerquote einzelner Operationsverfahren und ist behaftet mit einer hohen Komplikationsrate [10, 32, 36].

Das nicht operative Management beinhaltet die Physiotherapie auf neurophysiologischer Basis in ihren verschiedenen Varianten. Das Ziel jeglicher Physiotherapie soll die Reduzierung pathologischer Reflexmuster, das Vermeiden von Flexions-, Adduktions- und Innenrotationskontrakturen und die Förderung der statomotorischen Entwicklung sein. Dabei spielt die Vertikalisierung der Kinder eine zentrale und für die Hüftentwicklung entscheidende Rolle. Die Physiotherapie kann mit verschiedenen Lagerungshilfen unterstützt werden [26]. Die verschiedenen physiotherapeutischen Verfahren sind aber nicht in der Lage, insbesondere bei nicht gehfähigen Kindern, eine drohende Hüftluxation zuverlässig zu verhindern.

Bei der operativen Therapie muß differenziert vorgegangen werden. Wir müssen zwischen gehfähigen und nicht gehfähigen Patienten unterscheiden. Weiterhin soll zwischen präventiven, rekonstruktiven und palliativen

Eingriffen unterschieden werden. Entsprechend soll die Indikationsstellung zu den einzelnen Eingriffen erfolgen.

Um eine zunehmende Lateralisierung zu erkennen, sollen regelmäßige klinische und radiologischen Kontrollen erfolgen. Nur dadurch läßt sich der günstige Zeitpunkt präventiver Weichteileingriffe rechtzeitig erkennen [27, 28]. Bei allen gefährdeten Patienten sollten die Hüften wenigstens in jährlichen Abständen radiologisch kontrolliert werden [13].

Die prophylaktische Wirkung von Weichteileingriffen ist allgemein anerkannt und durch zahlreiche Studien bestätigt. Die Gewichtung der Adduktoren, Hüftbeuger, Iliopsoas und Ischiocruralen ist weitgehend einheitlich, die Operationstechniken reichen von der subcutanen oder offenen Adduktorentenotomie, dem proximalen oder distalen Release des M. iliopsoas, der Adduktorenrückverlagerung bis zum Iliopsoasrectusverbund und Tenotomie der ischiocruralen Muskulatur [14, 21, 18, 27, 28, 38, 39].

Die Obturatoriustenotomie wird von einzelnen Autoren erwähnt, hat aber als nicht selektiver Eingriff erhebliche funktionelle Nachteile [7, 32].

Bei den rekonstruktiven knöchernen Eingriffen finden sich in der Literatur unterschiedliche Angaben.

Während manche Autoren die intertrochantere Varisations-Derotations-Osteotomie mit oder ohne Verkürzung favorisieren und über gute Ergebnisse berichten [22], empfehlen andere die Kombination mit der Rekonstruktion des Acetabulums mit oder ohne offene Reposition [29, 36].

Ein differenziertes Vorgehen nach Alter, Schwere der zentralen Schädigung und radiologischem Befund zum Zeitpunkt der Operation wird von den meisten Autoren empfohlen [31, 34, 36, 38, 40].

Die Rekonstruktion des Acetabulums alleine wird lediglich von einzelnen Autoren durchgeführt [11].

Die Komplikationsrate variiert zwischen 12,1%–52% [10, 36, 39]. Dabei sind sowohl operationstechnisch spezifische intra- und perioperative wie postoperative und allgemeine Komplikationen einbegriffen.

▓ Hauptteil

Die nachfolgend aufgeführten Behandlungsmaßnahmen stellen das therapeutische Regime unserer Klinik dar. Unser differenziertes therapeutisches Vorgehen basiert auf der Analyse der zerebralparetischen Patienten unserer Klinik der letzten 26 Jahre.

Von 683 vom Autor selber mituntersuchten Hüftgelenken war der Femurkopf bei 247 (36,2%) zentriert und bei 145 Hüften (21,8%) subluxiert und luxiert (Tabelle 1, [39]). Die Einteilung der Dislokation erfolgte dabei nach den von Tönnis empfohlenen Luxationsgraden.

Die Subluxation und Luxation war bei den Tetraparetikern mit 15,9% und 19,1% am höchsten, während bei 50 Patienten mit einer Hemiparese kein einziges Mal die Hüfte vollständig luxiert war. 3mal lag eine Subluxation vor (Tabelle 2, [39]).

Tabelle 1. Zentrierungszustand des Hüftgelenkes (N = 683)

Zentriert	247 (36,2%)
Lateralisiert	287 (42%)
Subluxiert	73 (10,7%)
Luxiert	76 (11,1%)

Tabelle 2. Stellung des Femurkopfes in Abhängigkeit von der Pareseform (N = 683)

	Zentriert N=247	Lateralisiert N=287	Subluxiert N=73	Luxiert N=76
Hemiparese N=50	28 (56%)	19 (38%)	3 (6%)	0
Diparese N=306	133 (43,5%)	140 (45,8%)	17 (5,5%)	16 (5,2%)
Tetraparese N=303	25 (25,4%)	120 (39,6%)	48 (15,9%)	58 (19,1%)
Nicht klassifiziert N=24	9 (37,5%)	8 (33,3%)	5 (20,8%)	2 (8,4%)

Bei allen Patienten wurden präoperativ Standard-Beckenübersichtsaufnahmen im anterior-posterioren Strahlengang und, wenn die Kontrakturen es zuließen, Aufnahmen nach Rippstein II angefertigt. Bei speziellen Fragestellungen wurden zusätzlich Spezialaufnahmen, in manchen Fällen gehaltene Aufnahmen unter dem Bildverstärker, angefertigt. Die Aufnahmebedingungen sind oft schwierig und deshalb sollte die Messung vom morphometrischen Hüftparameter kritisch erfolgen.

Den gemessenen CCD- und CE-Winkel zeigen die Tabellen 3 und 4 [39]. Diese beiden Parameter zeigen eine eindeutige Abhängigkeit vom Ausmaß der zentralen Schädigung und der damit verbundenen klinischen Manifestationsform der Parese.

Konservative Therapie

Die konservativen Behandlungsmaßnahmen, welche in der Regel in den verschiedenen Zentren, in welchen die Kinder untergebracht sind, oder ambulant durchgeführt werden, sind in einem ganzheitlichen Behandlungsprogramm mit definierten Behandlungszielen integriert. Sie beinhalten eine möglichst frühe, regelmäßige und konsequente krankengymnastische Behandlung auf neurophysiologischer Basis. Im deutschsprachigen Raum haben sich die Konzepte nach Bobath und Vojta weitgehend durchgesetzt. Bei beiden Konzepten wird allerdings der wichtige Aspekt der Vertikalisie-

Tabelle 3. CCD-Winkel in Abhängigkeit von der Pareseform (N = 666)

	120°–140° N = 134	141°–160° N = 374	161°–180° N = 158
Hemiparese N = 50	23 (46%)	26 (52%)	1 (2%)
Diparese N = 306	72 (23,6%)	176 (57,5%)	58 (18,9%)
Tetraparese N = 286	35 (12,2%)	156 (54,6%)	95 (33,2%)
Nicht klassifiziert N = 24	4 (16,7%)	16 (16,6%)	4 (16,7%)

Tabelle 4. CE-Winkel in Abhängigkeit von der Pareseform (N = 673)

	Negativ N = 119	0°–20° N = 254	21°–40° N = 300
Hemiparese N = 50	2 (4%)	17 (34%)	31 (62%)
Diparese N = 306	30 (9,8%)	121 (39,5%)	155 (50,7%)
Tetraparese N = 293	82 (28%)	109 (37,2%)	102 (34,8%)
Nicht klassifiziert N = 24	5 (20,8%)	7 (29,2%)	12 (60%)

rung primär nicht berücksichtigt. Die beste Prophylaxe einer spastischen Hüftluxation ist neben der Förderung der statomotorischen Entwicklung die Vertikalisierung des Kindes.

Verschiedene orthopädische Hilfsmittel, wie speziell zugerichtete Schuhe, Orthesen, Gehhilfen in unterschiedlichen Ausführungen, korrigierende Sitzkissen oder Sitzschalen bei rollstuhlfähigen Patienten und verschiedene Spreizlagerungshilfen für die Nacht kommen dabei, je nach individuellem Bedarf und Indikation, zur Anwendung.

Regelmäßige klinische und radiologische Kontrollen sind von zentraler Bedeutung. Bei lateralisierten Hüften sollte jährlich die Röntgenkontrolle verlangt werden. Bei einer bereits lateralisierten Hüfte vermögen indes die konservativen Maßnahmen eine weitere Dezentrierung nicht zu verhindern.

Operative Therapie

Die Indikation zur Operation erfolgt nach eingehender klinischer und radiologischer Untersuchung. Dabei wird nicht nur der Bewegungsumfang der Hüften, sondern das Vorhandensein von Kontrakturen, auch an den Knien und an den Füßen, eine mögliche Beckenasymmetrie und Skoliose erfaßt und dokumentiert. Diese Daten werden von einem auf diesem Gebiet erfahrenen ärztlichen Untersucher erhoben. Präoperativ werden die Eltern, Betreuer und Pfleger interviewt. Wichtig sind dabei Angaben über das Steh-, Geh- und Sitzvermögen der Kinder, Probleme bei der Pflege, mögliche Schmerzen, Toleranz und Akzeptanz von bereits vorhandenen Hilfsmitteln. Schließlich werden alle Beteiligten auf die Notwendigkeit einer konsequenten und in der Regel längeren Nachbehandlung unter Einsatz der dafür notwendigen Hilfsmittel mit regelmäßigen Kontrollen hingewiesen.

Bei den operativen Maßnahmen unterscheiden wir prophylaktische, rekonstruktive und palliative.

Prophylaktische Eingriffe

Bei den prophylaktischen Operationen handelt es sich ausschließlich um Weichteileingriffe. Sie sind bei zunehmender Dezentrierung und Entwicklung von luxationsfördernden Kontrakturen angezeigt. Sie umfassen die selektive, offene, ursprungsnahe Adduktorentenotomie des Adductor longus und des M. gracilis und die intramuskuläre Tenotomie des M. iliopsoas in der Lacuna musculorum unter peinlicher Schonung des Nervus femoralis und Erhalten des M. iliacus. Bei der Adduktorentenotomie soll unbedingt der Nervus obturatorius geschont werden, da ansonsten seine Schädigung eine für das Sitzen und Lagern sehr problematische Abduktions-Außenrotations-Extensions-Kontraktur zur Folge hat. Bei gehfähigen und transferfähigen Patienten werden bei entsprechender Verkürzung die medialen Kniebeuger intramuskulär distal verlängert. Wenn der M. rectus femoris verkürzt ist, wird er proximal verlängert. In diesen Fällen ist die Kapsel ventral verdickt und kontrakt. Wir führen in der Regel eine ventrale querovaläre Kapsulotomie durch.

Die sogenannte Spinamuskelablösung, in der Form wie Thom [38] sie angegeben hat, wird nicht mehr durchgeführt.

Durch die Weichteileingriffe läßt sich sowohl die Funktion des Hüftgelenkes als auch die Stellung des Femurkopfes langfristig günstig beeinflussen. Eingetretene Form- und Aufbaustörungen am Femurkopf und am Acetabulum lassen sich hingegen nicht mehr positiv verändern [39].

Rekonstruktive Eingriffe

Ist bereits eine Subluxation oder Luxation eingetreten, dann führen wir rekonstruktive Maßnahmen durch. Wie die Tabelle 5 zeigt, gehen wir dabei differenziert vor.

Tabelle 5. Art der knöchernen Eingriffe bei der paralytischen Hüftluxation

	1989–1994	1995–1998
Pfannendachplastik	2	10
Pfannendachplastik DVO	4	30
Derotations-Varisations-Osteotomie	2	8
Subtrochantere Angulationsosteotomie	4	4
Femurkopfresektion	1	1
Beckenosteotomie	1	0
Gesamt	14	53

Alle knöchernen Eingriffe werden mit Weichteiloperationen kombiniert durchgeführt. Eine offene Reposition mit Entfernung von Weichteilen aus dem Pfannengrund und der obligaten Durchtrennung des Lig. transversum acetabuli, welches eine Tiefeinstellung des Femurkopfes verhindert, ist nach unseren Erfahrungen immer erforderlich.

Eine intertrochantere Derotations-Varisations-Osteotomie mit Verkürzung, um einen übermäßigen Druck auf den Femurkopf zu vermeiden, schließt sich an. Der Femurkopf läßt sich dadurch zwar in die Pfanne tief einstellen, wenn aber cranial ein Defekt wegen des dysplastischen Actabulums klafft, dann schließen wir eine pfannendachplastische Maßnahme in Form einer modulierenden Pfannendachplastik an. Sie wird etwa 15 mm oberhalb des Gelenkspaltes mit entsprechenden Hohlmeißeln, welche sich der noch offene Y-Fuge nicht mehr als 8–10 mm nähern dürfen, durchgeführt. Das Umschneiden des Pfannendaches umfaßt den gesamten kortikalen Abschnitt, d. h. es muß sowohl ventral als auch dorsal die äußere Kortikalis durchtrennt werden. Das Pfannendach läßt sich dank seiner Verformungsfähigkeit leicht dem Hüftkopf annähern, bis eine ausreichende Überdachung und eine stabile Situation resultiert [40]. Eine Osteosynthese ist nicht erforderlich. Das Ergebnis wird durch das Einbringen von Hydroxylapatitkeramik in Form von Blöcken oder Zylinder zuverlässig gehalten. Wir verfügen bei knöchernen Eingriffen bei zerebralparetischen Kinder über positive Erfahrungen, welche länger als 11 Jahr zurückreichen. Der von der intertrochanteren Osteotomie gewonnene Knochenspan wird selbstverständlich mit verwendet.

Palliative Eingriffe

Palliative Eingriffe sind in der Regel bei irreponiblen, längerer Zeit bestehenden Hüftluxationen, wo eine Rekonstruktion des Gelenkes nicht möglich ist, erforderlich.

Die Indikation ist bei Schmerzzuständen durch eine Kontaktarthrose, zunehmender Erschwerung der Pflege, der Transferfähigkeit und Lagerung gegeben.

In diesen Fällen kombinieren wir großzügige Weichteilreleases der Adduktoren und der Hüftbeuger mit einer subtrochanteren Angulationsosteotomie. Dabei achten wir bei noch vorhandener Steh- und Gehfähigkeit auf eine günstige und stabile Einstellung des proximalen Femurs in der Pfanne. Bei nur sitzfähigen Patienten muß auf eine entsprechende Beugung, Abduktion und neutrale Rotationsstellung geachtet werden.

Unsere Erfahrungen mit dieser Art der Versorgung sind durchaus positiv. Die Kopf-Hals-Resektion spielt in unserem Behandlungskonzept in solchen Fällen wegen der sekundären schmerzhaften Bewegungseinschränkung und Bildung von ectopen Ossifikationen kaum eine Rolle mehr.

Die Indikation zur Totalendoprothesenversorgung sehen wir bei gehfähigen Patienten ohne schwere spastische Zustände mit einer schmerzhaften Arthrose. Unsere Erfahrungen mit einer kleinen Zahl von Patienten sind bisher positiv und reichen 10 Jahre zurück.

Eine Indikation zur Arthrodese des Hüftgelenkes beim Zerebralparetiker sehen wir nicht.

▓ Diskussion

Die Hüftluxation ist die schwerwiegendste Komplikation beim zerebralparetischen Kind. Aus einer weitgehend normalen Hüftanlage kommt es aufgrund des muskulären Ungleichgewichtes und der damit verbundenen Veränderungen am proximalen Femur und am Acetabulum zu einer pathologischen Entwicklung mit zunehmender Dezentrierung. Ihre Häufigkeit korreliert mit der Schwere der zentralen Schädigung und der damit verbundenen klinischen Manifestationsform [6, 11, 23, 31, 32, 39].

Die Sekundär- und Tertiärprobleme sind die Verschlechterung oder der Verlust der Geh- und/oder Sitzfähigkeit und Sitzbalance, die Funktionseinschränkung, das Auftreten von Schmerzen, die Erschwerung der Pflege, das Auftreten von Druckulcera an exponierten Stellen, das Erschweren der Transferfähigkeit und die erhöhte Frakturgefährdung [6, 11, 12, 37–39].

Das Verkennen der ätiologischen Faktoren führt zu einer insuffizienten Prävention. Gerade die Prophylaxe soll aber das zentrale Ziel unserer therapeutischen Bemühungen sein. Hinzu kommt eine unzureichende Interpretation von klinischen und radiologischen Befunden mit eindeutigen „Warnzeichen", unregelmäßige Nachuntersuchungen und vor allem zeitaufwendige Behandlungsversuche mit ungeeigneten Methoden. Dies gilt insbesondere für die „ausschließliche Anwendung physiotherapeutischer Techniken unter Verkennung der Grenzen krankengymnastischer Behandlungsmöglichkeiten" [27]. Aber auch die hohe Versagerquote und Komplikationsrate einzelner Operationsverfahren ist mit dem mangelnden Verständnis der Hüftpathologie eng verbunden.

Rasch einsetzende Funktionsverschlechterung sowie Zunahme von Kontrakturen, insbesondere eine Verminderung der Abspreizfähigkeit stellen „klinische Alarmzeichen" dar. Sie machen zusammen mit den röntgenologischen Veränderungen durch die zunehmende Lateralisierung des Femurkopfes eine chirurgische Intervention unumgänglich.

Ein chirurgischer Eingriff erfordert indes grundlegende differentialtherapeutische Überlegungen. Sie sollen das Alter der Kinder, die Schwere der zentralen Schädigung, die Möglichkeit des Gehens und Sitzens, das soziale Umfeld der Kinder mit der Möglichkeit einer konsequenten Nachbehandlung und Nachsorge mit Einhalten der notwendigen Nachuntersuchungstermine sowie das Abwägen des Operationsrisikos bei Begleiterkrankungen beinhalten.

Bei der Indikationsstellung zur Operation soll zwischen präventiven, rekonstruktiven und palliativen Eingriffen unterschieden werden.

Weichteileingriffe im Bereich der Adduktoren, der Hüftbeuger und ischiocruralen Muskulatur, rechtzeitig und richtig dosiert durchgeführt, beeinflussen langfristig sowohl die Funktion des Hüftgelenkes als auch die Entwicklung und die Stellung des Femurkopfes günstig und vermeiden das Auftreten von Form und Aufbaustörungen sowohl am Femurkopf als auch an der Pfanne [27, 39].

Die Art der rekonstruktiven Eingriffe orientiert sich an der vorhandenen Pathologie des Hüftgelenkes zum Zeitpunkt der Operation. Das Weichteilrelease und die offene Reposition sind ein fester Bestandteil rekonstruktiver Maßnahmen.

Auch die palliativen Eingriffe sollen sowohl die Weichteile als auch die knöchernen Strukturen berücksichtigen. Gute Erfahrungen wurden in der Regel mit funktionellen subtrochanteren Angulationsosteotomien gemacht.

■ Zusammenfassung

Die Hüftluxation ist die schwerwiegendste und meist gefürchtete Komplikation beim zerebralparetischen Kind. Die Hüftanlage beim zerebralparetischen Kind ist in der Regel normal. Verschiedene Faktoren verursachen eine pathologische Entwicklung des Hüftgelenkes mit Veränderung der knöchernen Morphometrie, Struktur und Dislokation. Die Pathogenese dieses Problemes ist multifaktoriell. Der Hauptfaktor ist das muskuläre Ungleichgewicht mit Entwicklung von Adduktions- und Flexionskontrakturen.

Konservative Therapiemaßnahmen alleine können eine beginnende Dezentrierung nicht aufhalten.

Entspannende Myotenotomien der Adduktoren, Flexoren und ischiocruralen Muskulatur und die Anwendung angemessener Hilfsmittel erlauben eine sichere Vermeidung der Hüftluxation.

Rekonstruktive Eingriffe erfordern eine exakte Technik. Sie sollen immer mit Weichteilrelease und einer offenen Reposition des Hüftgelenkes kombiniert werden. Die Art der rekonstruktiven Eingriffe orientiert sich an dem pathologischen Zustand. Sie beinhalten eine perikapsuläre Pfannendachplastik und/oder eine intertrochantere Varisations-Derotationsosteotomie mit Verkürzung.

Subtrochantere Angulationsosteotomien haben bei der hohen und längere Zeit bestehenden Hüftluxation die besten Ergebnisse.

▓ Literatur

1. Abel MF, Sutherland DH, Wenger DR, Mubarak SJ (1994) Evaluation of CT Scans and 3-D reformatted image for quantitive assement of the Hip. J Ped Orthop 14:48–53
2. Abel MF, Sutherland DH, Wenger DR, Mubarak SJ (1994) Quantitative Analysis of Hip Dysplasia in Cerebral palsy: A Study of Radiographs and 3-D refomatted Images. J Ped Orthop 14:283–289
3. Altmann NR, Altmann DH, Wolfe SA, Morrison G (1986) Threedimensional CT reformation in Children. Amer J Roentg 146:1261–1267
4. Bagg MR, Farber J, Miller F (1993) Long-Term Follow-up of Hip Subluxation in cerebral Palsy Patients. J Ped Orthop 13:32–36
5. Beals RK (1969) Developmental Changes in the femur and acetabulum in spastic paraplegia and diplegia. Develop Med Child Neurol 11:303–313
6. Bleck EE (1987) Orthopaedic management in cerebral Palsy. London, Mac Keith Press with Blackwell Scientific. JB Lippincott, Philadelphia
7. Bleck EE (1980) The hip in cerebral palsy. Orthop Clin North America 11:79–1004
8. Buckley SL, Sponseller PD, Magid D (1991) The acetabulum in congenital and neuromuscular Hip instabilitiy. J Ped Orthop 11:498–501
9. Bully RL, Huo M, Rott L, Binzer T, Wilson PD Jr (1993) Total hip arthroplasty in cerebral Palsy. Long-term follow-up results. Clin Orthop 296:142–153
10. Carstens C, Niethard FV, Schimming M (1992) Die operative Behandlung der Hüftluxation bei Patienten mit infantiler Zerebralparese. Z Orthop 130:419–425
11. Cooke PH, Cole WG, Care RPL (1989) Dislocation of the hip in cerebral Palsy. J Bone and Joint Surg 71-B, 3:441–446
12. Coopermann DR, Bartucci E, Dietrick E, Millar EA (1987) Hip disloction in spastic cerebral palsy: long term consequences. J Ped Orthop 7:268–276
13. Cornell MS (1995) The hip in cerebral Palsy. Develop Med Child Neurol 37:3–18
14. Cornell MS, Hatric NC, Boyd R, Baird G, Spencer JD (1997) The hip in children with cerebral palsy. Predicting the outcome of soft tissue surgery. Clin Orthop and Rel Research 340:165–171
15. Döderlein L (1998) Die Hüftgelenksentwicklung bei zerebraler Dysfunktion. Kinderärztliche Praxis Nr. 6, Kirchheim-Verlag Mainz
16. Eilert RE, Mac Ewen GD (1977) Varus derotational osteotomy of the femur in cerebral palsy. Clin Orthop 125:168–172
17. Feldkamp M, Treppenhauer M (1985) Erfolgsaussichten operativer Hüfteingriffe bei schwerbehinderten Kinder mit Zerebralparese. Z Orthop 123:189–192
18. Frischhut B, Krismer M, Sterzinger W (1992) Die Hüfte bei der infantilen Zerebralparese, natürlicher Entwicklungsverlauf und Behandlungskonzepte. Orthopäde 21:316–322
19. Gage JR (1991) Gait analysis in cerebral Palsy. Mackkith Press, London
20. Gamle JG, Rinsky LA, Bleck EE (1990) Established hip dislocations in children with cerebral palsy. Clin Orthop and Rel Research 253:90–99
21. Heimkes B, Stotz S, Heid Th (1992) Pathogenese und Prävention der spastischen Hüftluxation. Z Orthop 130:413–418
22. Hoffer MM, Stein GA, Koffmann M, Prietto M (1985) Femoral varus-derotation osteotomy in spastic zerebral palsy. J Bone and Joint Surg 67-A:1229–1235
23. Howard CB, McKibbin B, Williams CA, Mackie J (1985) Factors affecting the incidence of hip dislocation in cerebral palsy. J Bone and Joint Surg 76-B(4):530–532
24. Laplaza FJ, Root L (1994) Femoral Anteversion and Neck-Shaft Angles in Hip instability in cerebral palsy. J Ped Orthop 14:719–723
25. Lohnstein JE, Beck K (1986) Hip dislocation and Subluxation in cerebral palsy. J Ped Orthop 6:521–526

26. Manolikakis G (1992) Individuelle Versorgung mit Sitzspreiz- und Spreizliege-schalen bei Adduktionskontrakturen und drohender paralytischer Hüftluxation bei infantiler Zerebralparese. Orthopädie Technik 10:810–815

27. Manolikakis G, Thom H, Zeiler G (1998) Die Entwicklung des Hüftgelenkes beim spastisch gelähmten Kind unter der Behandlung mit detonisierenden Weichteil-eingriffen und Hilfsmittelversorgung. Deutsche Gesellschaft f Orthop u Traumatol Mitteilungsbl 3:164

28. Onimus M, Allamel G, Manzone P, Laurain JM (1991) Prevention of hip disloca-tion in cerebral palsy by early psoas and adductors tenotomie. J Ped Or-thop 11:432–435

29. Mubarak SJ, Valencia FG, Wenger DR (1992) One-stage correction of the spastic dislocated hip. Use of Pericapsular acetabuloplasty to improve coverage. J Bone Joint Surg 74-A:1347–1357

30. Reimers J (1980) The stability of the hip in children: a radiological study of the results of muscle surgery in cerebral palsy. Acta Orthopaedica Scandinavica Suppl 184:1–97

31. Renshaw TS, Green NE, Griffin PP, Root C (1995) Cerebral palsy: Orthopaedic Management. J Bone and Joint Surg 77-A, 10:1590–1606

32. Samilson RL, Tson P, Aamoth C, Green WM (1972) Dislocation and Subluxation auf the hip in cerebral palsy. J of Bone and Joint Surg 54-A:863–873

33. Sauser DD, Hewes RC, Root L (1986) Hip changes in spastic cerebral palsy. AJR-Am-J-Roentg. 146 (6):1219–1222

34. Selva G, Freemann Miller, Kirk WD (1998) Anterior hip dislocation in children with cerebral palsy. J of Ped Orthop 18:54–61

35. Sherk HH, Pasquariello PD, Doberty J (1983) Hip dislocation in cerebral palsy. Selection for treatment. Dev med Child Neurol 25:738–746

36. Song HR, Caroll NC (1956) Femoral varus Derotation Osteotomy with or without Acetabuloplasty for unstable hips in cerebral palsy. J of Ped Orthop 18:62–68

37. Tachdjian MO, Minear WL (1956) Hip dislocation in cerebral palsy. J Bone and Joint Surg 38-A:1358–1364

38. Thom H (1982) Die infantilen Zerebralparesen. Thieme, Stuttgart

39. Unger D (1995) Die Behandlung des Hüftgelenkes beim Zerebralparetiker. Be-schreibung der Behandlungsmethoden und Analyse der Ergebnisse von Weichteil-eingriffen, funktionelle Behandlung und Hilfsmittelversorgung von 440 Patienten. Dissertation

40. Zeiler G (1993) Die Behandlung der sekundären Hüftluxation bei spastisch-para-lytischen Patienten. Ortho Praxis, Heft 1:42–44

Fußdeformitäten im Rahmen neuroorthopädischer Krankheitsbilder – Diagnostik und konservative Therapie

J. HAMEL

Einleitung

Eine Vielzahl neuroorthopädischer Krankheitsbilder kann im Kindes- und Jugendlichen-Alter mit Fußdeformitäten einhergehen. Zentralbedingte oder generalisierte muskuläre Fehlsteuerungen können die feinabgestimmte Balance der auf den wachsenden Fuß einwirkenden Muskel-Sehnen-Einheiten stören und so die Fußform, insbesondere aber auch die Funktion des Fußes beeinträchtigen. Jede dieser verschiedenen neuromotorisch relevanten *Grunderkrankungen* hat nach Zeitpunkt des Auftretens der Dysbalance, Verteilungsmuster, Gesamt-Prognose und zusätzlichen, z.B. sensiblen Defiziten unterschiedliche Ausprägungsformen zur Folge mit unterschiedlichen therapeutischen Erfordernissen. Grundsätzlich ist die Fußproblematik im Zusammenhang der Gesamtbehinderung und keineswegs isoliert zu beurteilen und therapeutisch anzugehen. Die Genese der Deformierung unterscheidet sich bei gehfähigen, damit den Bodenreaktionskräften ausgesetzten Patienten, grundsätzlich von der bei nicht-gehfähigen [2].

Vier *Hauptdeformierungsmuster* des Fußes können zur Systematisierung vereinfachend unterschieden werden:

- Die einfache *Equinus-Deformität* wird z.B. bei leichteren Formen der Infantilen Cerebralparese (ICP) mit distalem Verteilungsmuster beobachtet, aber auch z.B. bei der Muskeldystrophie.
- Der *Pes (equino-) plano-abducto-valgus* ist durch eine exzessive Eversion des talocalcaneo-navicularen Komplexes pathomechanisch zu kennzeichnen [5] und ist z.B. typisch für die diplegische Form der Infantilen Cerebralparese, aber auch bei schweren Tetraparesen mit Gehunfähigkeit und bei der Meningomyelocele aufzufinden (Abb. 1).
- Die gegenteilige Einstellung zeigt der Subtalarkomplex beim *Pes equinovarus*, wie er z.B. bei der hemiplegischen Form der ICP und nach Schädel-Hirn-Trauma vorkommt, aber in angeboren-kontrakter Form auch z.B. bei der Meningomyelocele und Arthrogrypose.
- Die Gruppe der *Cavovarusdeformitäten* läßt oft eine Spitzfußkomponente vermissen und wird z.B. bei den hereditären sensomotorischen Neuropathien beobachtet; die primär gestörte Rückfuß-Vorfußbeziehung führt hier oft sekundär zur Rückfußfehlstellung (Abb. 2).

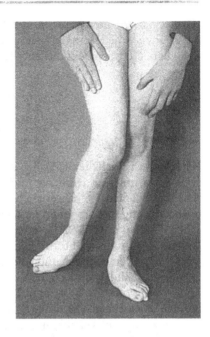

Abb. 1. Hüftinnenrotation, Unterschenkelaußendrehung, Pes planovalgus bei spastischer Diplegie. Der Rückstelleffekt auf das Kniegelenk über den Vorfußhebel geht damit verloren. Sekundärer Hallux valgus

Leistung (30)	Form, musk. Steuerung,
Schmerz (25)	Hinken (15)
Beschwielung (10)	Beweglichkeit (5)
Schuhwerk (10)	Stabilität (5)

Abb. 2. Eigener, aus anderen Fuß-Scores für die Gegebenheiten bei neurogenen Fußdeformitäten abgeleitete Gewichtung zur Erfassung der Gesamtfunktion. Das Kriterium Schmerz – in anderen Scores mit bis zu 50% bewertet – tritt gegenüber leistungs- und funktionsbezogenen Kriterien etwas zurück

Dieser Beitrag gibt einen *Überblick* über die erforderliche, teils umfangreiche *Diagnostik* bei neurogenen Fußdeformitäten, sowie insbesondere über *konservativ-therapeutische Aspekte*. Hierfür ist eine Beschäftigung mit den nicht selten zu indizierenden *operativen Maßnahmen* in Grundzügen zur indikatorischen Grenzziehung ebenfalls erforderlich. Der häufig verwendete Satz, daß „operiert wird, wenn es konservativ nicht mehr geht," ist ebenso einfach wie falsch. Ziel ist es dagegen, den Patienten dem jeweils aussichtsreichsten therapeutischen Procedere zuzuführen. Grundlage ist eine genaue Kenntnis biomechanischer Zusammenhänge des menschlichen Ganges und Erfahrung mit den Möglichkeiten, Grenzen und dem langfristigen Effekt konservativer, aber auch operativer Maßnahmen, die im Überblick aufgezeigt werden sollen. Wie different und z.T. auch unvorhersagbar sich dabei Therapiemaßnahmen in Abhängigkeit auch von der Schwere der Grunderkrankung langfristig auswirken können, zeigte eine Nachuntersuchung zum Korrekturergebnis des spastischen Pes planovalgus bei Diplegie und tetraplegischen Patienten im Vergleich: Während die erstgenannte Gruppe nach Grice-Schede-Eingriff mehrheitlich gute Ergebnisse zeigte, waren die Erfolge bei Tetraspastik unbefriedigend [5].

▓ Hauptteil

Diagnostik

Nach weitestmöglicher Klärung der *Grunderkrankung* ist eine exakte klinische Erfassung der Fußform in Spontanhaltung ohne Belastung, im Stand und beim Gehen (wenn möglich) erforderlich. Neuroorthopädische Patientenversorgung bedarf einer langfristigen Betreuung wie bei allen chronischen Erkrankungen. So ist gerade im Wachstumsalter die sorgfältige Verlaufsbeobachtung mit bestmöglicher Dokumentation des *klinischen Fuß-Befundes* entscheidend: Art und Ausmaß der *Fehlstellung* (s. o.) mit ihren funktionellen, flexiblen und rigiden Anteilen werden beurteilt. Die Prüfung der *Muskelfunktion* mit Bestimmung des Kraftgrades erweist sich besonders bei den spastischen Lähmungstypen als schwierig, da eine Willkür-Innervation einzelner Muskeleinheiten meist nicht möglich ist; der M. tibialis anterior kann z. B. durch Auslösung des Massenreflexes indirekt getestet werden. Es ist von großer Bedeutung, ob eine Deformität z. B. durch Einwirkung persistierender Primitivreflexe oder durch pathologische Willkürinnervation begünstigt wird. Eine genaue Zuordnung zu einem Kraftgrad ist bei den nicht-progredienten schlaffen Lähmungsformen essentiell, gerade bei den sensomotorischen Neuropathien aber oft schwierig und wenig ergiebig.

Bei der Prüfung der *Gelenkbeweglichkeit* ist insbesondere auf ein für das normale Gehen erforderliche Minimum von 10° Dorsalextension und 20° Plantarflektion des Oberen Sprunggelenkes zu achten. Der untere Sprunggelenkskomplex sollte die Neutralposition zumindest erreichen; der laterale Blocktest ist hier diagnostisch hilfreich (vgl. Abb. 2). Die Erfassung der lokalen *Beschwielung* ist besonders bei zusätzlicher Störung sensibler Funktionen wegen der Gefahr lokaler Druckulcera von Bedeutung. Immer sollte das *getragene Schuhwerk* mitbeurteilt werden. Der Verschleiß der Vorderkappe bei der Schwungphasen-Cospastik des M. rectus femoris ist ein Beispiel für eine Gangstörung, die oft nahezu allein aus der Inspektion des Schuhwerkes vermutet werden kann. Z.B. für die genaue Beurteilung bei vermuteter Achillessehnenverkürzung ist manchmal die Erfassung der Fersenstellung durch die *Röntgenstellungsdiagnostik* hilfreich, wodurch die Equinusdeformität von der Cavuskomponente unterschieden werden kann („Vorfußspitzfuß"), aber auch zur Erfassung weiterer skelettärer Fehlstellungskomponenten. Für die auf Rückenmarks-Niveau lokalisierten Störungen kann ein MRT der Wirbelsäule erforderlich werden.

Es schließt sich eine genaue *Untersuchung der gesamten Extremität* an: Arthrogene oder myogene *Kontrakturen*, *Verkürzungen* insbesondere der zweigelenkigen Muskelgruppen (Transmissionsphänomen am M. triceps surae),

Achsfehlstellungen der Frontalebene und insbesondere das *Rotationsprofil* der unteren Gliedmaße sind hier zu erfassen. Nicht selten findet sich z. B. bei spastischen Diplegien die Kombination aus Hüftinnenrotation, Unterschenkel-Außendrehfehler und Planovalgus-Deformität des Fußes (Abb. 1). Der wichtige Subtalarkomplex, nach Perry das „übersehene Gelenk" [7] schlechthin, stellt in der Transversalebene das Komplementärgelenk zum Hüftgelenk dar. Zustände kompensatorischer Fehlstellungen oder Fehlhaltungen gilt es zu erkennen und von der primären Störung abzugrenzen.

Die Behandlung neurogener Fußdeformitäten bei gehfähigen Patienten ist nicht vorstellbar ohne eine Form der *Ganganalyse*. In der Regel wird sie in einer subtilen *klinischen Gangbildbeobachtung* durch einen möglichst Erfahrenen bestehen. Das Problem hierbei besteht darin, daß die zu beobachtenden Vorgänge einerseits z. T. so schnell ablaufen, daß sie vom Auge des Beobachters nicht wahrgenommen werden; andererseits sind die gangmechanischen Zusammenhänge z.T. derartig komplex, daß eine Unterscheidung von Ursache und Wirkung, d.h. auch von Störung und Kompensation, oft kaum irrtumsfrei möglich ist. Nur in wenigen Zentren sind technisch aufwendige *Ganglabors* zur Erfassung von kinematischen und kinetischen Meßgrößen und EMG-Ableitungen verfügbar. Die hier in den letzten Jahrzehnten gewonnenen Erkenntnisse [3] sind aber auch für die rein klinisch erhobene Ganganalyse von ganz wesentlicher Bedeutung: man entdeckt am Patienten nur Zusammenhänge und Wechselwirkungen, die man grundsätzlich kennt. Eine wesentliche Hilfe zur Dokumentation stellt die einfache *Filmaufzeichnung* des Gangbildes mit der Möglichkeit der Beobachtung unter Slow-Motion-Bedingungen dar. Auch die *dynamische Sohlendruckmessung* ist eine gängige Form der Ganganalyse, die die Fehlbelastung und gestörte Gangabwicklung der neurogenen Fußdeformität widerspiegelt (Abb. 3); allerdings fehlen hier noch ausreichende Erfahrungen in der Beurteilung pathologischer Zustände.

Bezogen auf den Fuß sind insbesondere *vier Funktionen* bei der Ganganalyse abzufragen, die im Ablauf der einzelnen Gangphasen wahrgenommen werden:

▪ Die *Vorbereitung des Fersenkontaktes* am Ende der Schwungphase durch eine physiologische muskuläre Führung. Sie kann gestört sein z. B. durch einen Ausfall der Fußheber oder Verkürzung des M. triceps surae (Ballen-Fersengang), oder auch durch relative Überaktivität der tibialen Muskelgruppen (Schwungphasen-Varus und Instabilität beim „heel contact").

▪ Schutz (Druckstellen, Ermüdung)
▪ Stabilisierung, Bewegungslimitierung
▪ Korrektur
▪ Ersatz von Muskelfunktionen
▪ gangmechanische Wirkung
▪ neuroreflektorische Wirkung

Abb. 3. Wirkungsweisen orthopädietechnischer Versorgungen bei neurogenen Fußdeformitäten (s. Text)

▦ In der frühen und mittleren Standbeinphase muß der Fuß neben einer Schockabsorption eine *stabile Unterstützungsfläche* bieten. Dies ist z. B. bei Planovalgusdeformitäten oft in ausreichender Form gewährleistet, nicht dagegen bei funktionellen Equinovarus-Fehlstellungen oder -Fehlhaltungen.

▦ Für den *„push-off"* in der späten Standbeinphase bedarf es eines ausreichenden Krafteinsatzes des Gastrocsoleus-Komplexes, unterstützt bzw. vorbereitet vom invertierenden Einsatz des M. tibialis posterior. Diese dynamischen Kräfte können jedoch nur wirksam eingesetzt werden in der stabilisierten Form des talocalcaneo-navicularen Gelenk-Komplexes in Inversion. Instabile, lockere Planovalgus-Deformitäten verhindern dagegen die wirksame Umsetzung der muskulären Kräfte in dieser propulsiven Phase des Ganges.

▦ Für eine ausreichende *„foot-clearance"* beim Durchschwingen ist neben einer intakten Steuerung der Unterschenkelmuskulatur z. B. auch eine physiologische Antagonistenhemmung im Oberschenkelbereich (M. rectus femoris) Voraussetzung.

Es ist nicht nur von wissenschaftlichem Interesse, die gewonnenen anamnestischen und klinischen Daten in Form eines *Scores* zu quantifizieren. Dem Autor hat sich hierbei für neurogene Deformitäten gehfähiger Patienten eine Gewichtung wie in Abb. 3 angegeben als praktikabel erwiesen. Sie unterscheidet sich z.T. deutlich von gängigen Scores für nicht-neurogene Fußerkrankungen. Mit diesem Erfassungsbogen kann z. B. der Effekt einer konservativen oder operativen Maßnahme quantifiziert werden. Allerdings wird die Anwendbarkeit von den meist gegebenen generalisierten körperlichen Einschränkungen der Patienten stark limitiert.

Behandlungsplanung

Aus den Ergebnissen subtiler Diagnostik werden die *Behandlungsziele* abgeleitet und möglichst konkret formuliert. Es erscheint gerade vor operativen Eingriffen für das Gespräch mit dem Patienten und seinen Eltern, aber auch für die eigene langfristige Kontrolle wichtig, sich festzulegen, was man anstrebt, was man für realisierbar hält oder nur für möglicherweise realisierbar und was nicht möglich ist. – Diese Behandlungsziele sind nach funktionellen Gesichtspunkten zu benennen. Es geht dabei nicht in erster Linie darum, daß ein „krummer" Fuß „gerade" wird, sondern mögliche funktionsbezogene Ziele sind z. B. die Schaffung eines plantigraden Auftrittes, die Verbesserung der muskulären Steuerung in der Schwungphase, die Minderung lokaler schmerzhafter Überlastungen der Haut oder skelettärer Anteile (Streßfraktur), die Vermeidung der Progredienz einer beginnenden Deformierung usw. Z.B. wird es dagegen selten möglich sein, durch eine Verlängerung des Gastrocsoleus-Komplexes bei einer Hemispastik einen vormaligen Ballen-Fersen-Gang in einen physiologischen Fersen-Ballen-Gang zu transformieren. Dies vor einem Eingriff ausreichend deutlich for-

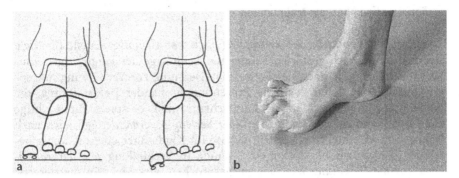

Abb. 4. Schematische Darstellung zur Rückfuß-Vorfußbeziehung (**a**). Durch die Inflektion des 1. Strahles kippt der Rückfuß in Varusposition. Beim lateralen Blocktest (Unterlegung der Ferse und des lateralen Vorfußes mit einem Brettchen) richtet sich der Rückfuß auf (rechts im Schema). Dieses Phänomen wird z. B. häufig bei hereditären sensomotorischen Neuropathien im Verbund mit erheblichen kontrakten Zehenfehlstellungen beobachtet (**b**)

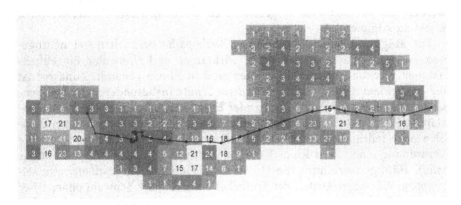

Abb. 5. Dynamisches Pedogramm (Emed-System, Fa. Novel) bei schwerem neurogenen Pes planovalgus. Die unphysiologische Belastung im Bereich der Talonavicular-Region ist deutlich zu erkennen

muliert zu haben, schützt vor Enttäuschungen; daß z. B. ein Hackenfuß mit höhergradigem Defizit der Plantarflektoren auch nach operativen Maßnahmen grundsätzlich orthesenpflichtig bleibt, muß präoperativ im Aufklärungsgespräch deutlich formuliert werden.

In vielen Fällen neuromotorischer Grunderkrankung werden sich konservative oder operative Maßnahmen gleichzeitig auf mehrere Ebenen erstrecken („multi-level-surgery", vgl. Abb. 11 a, b). In vielen Fällen werden hier Eingriffe an Hüfte und Knie gewissen Vorrang haben vor der Fußkorrektur. Immer ist jedoch ein *Gesamtbehandlungsplan* primär zu erstellen.

Konservative Therapie-Maßnahmen

Die *Krankengymnastik auf neurophysiologischer Grundlage* stellt für viele der neuromotorisch gestörten Kinder die Grundlage der langfristigen konservativen Therapie dar. Die regelmäßige Dehnung zur Verkürzung neigender Muskulatur, damit auch die Prävention drohender Deformierung, die Anbahnung möglicher Entwicklungsschritte sind Beispiele für wichtige Einzelmaßnahmen. Die *Redression über Seriengipsverbände,* ggf. auch nach operativem Weichteilrelease, stellt gerade im Kindesalter eine oft wenig beachtete therapeutische Option dar. Gerade in Verbindung mit der *Botulinum-Toxin-Behandlung* kann sie ausgesprochen wirksam sein. Letztere ist Thema eines eigenen Beitrages und soll hier nicht näher besprochen werden. *Lagerungsschienen* haben ihren Indikationsbereich in der Prävention von Deformierungen bzw. postoperativ und wirken bei spastischen Krankheitsbildern allgemein tonusmindernd. Ist erst eine nennenswerte Deformierung z.B. im Sinne des Spitzfußes eingetreten, werden sie meist schlecht toleriert. Allenfalls sollten sie mit Nachstellmechanismus gefertigt werden, um so über eine längere Zeit zu einem gewissen redressierenden Effekt zu kommen.

Die Möglichkeiten der *technischen Orthopädie* beinhalten bei neurogenen Fußdeformitäten eine Vielzahl wirksamer und sinnvoller Einzelmaßnahmen. Die wesentlichen Prinzipien sind in Abb. 3 genannt. Zunächst ist die Fußbekleidung ein wichtiger *äußerer Schutz* insbesondere auch bei Sensibilitäts-Defiziten. Ein *stabilisierender Effekt* wirkt sich bei sehr vielen Zustandsbildern positiv aus. Die Möglichkeiten der *Korrektur* sind bei flexiblen oder teilrigiden Deformitäten voll auszuschöpfen. Ein Beispiel ist die Verordnung einer Talus-Ring-Orthese beim hypermobilen Pes planovalgus (s.u.). Häufig übernimmt die Orthese die *Funktion ausgefallener Muskelgruppen,* z.B. beim Ausfall der Fußheber während der Schwungphase. Hier ist auch eine *gangmechanische Wirkung* in Form des Knie-stabilisierenden Effektes über den Vorfußhebel bei Quadrizepsschwäche zu nennen. Lange ist zudem bekannt, daß Orthesen tonusmindernd oder -verstärkend wirken können im Sinne *neuroreflektorischer Effekte.*

Die geeignete *schuhtechnische Versorgung* stellt einen wichtigen Bereich der konservativen Möglichkeiten dar. Die Palette der Maßnahmen reicht von einfachen Fußbettungen über Modifikationen am Konfektionsschuh (Absatzveränderungen, Flügelabsätze, Abrollhilfen u.a.) bis zur Wahl speziellen Schuhwerkes. Hier hat das sogenannte *therapeutische Schuhwerk* eine besondere Bedeutung. Generell wirkt sich der stabilisierende und führende Effekt knöchelübergreifender Schuhe bei neuromotorisch gestörten Patienten häufig günstig aus. Im Therapieschuh lassen sich auch aufwendige hochgezogene Einlagenversorgungen verwirklichen und es sind die spezifischen Bedürfnisse neuromotorisch gestörter Patienten besser zu berücksichtigen, z.B. eine weite Öffnung des Schuhs beim Einstieg oder die Möglichkeiten der Zehen-Inspektion durch Öffnung der Vorderkappe. Bei höhergradiger Deformierung muß mit *orthopädischem Maßschuhwerk* nach

Gipsabdruck gearbeitet werden. Flexible Deformitätsanteile können hierbei zumindest teilkorrigiert werden (Abb. 6 a, b). Insbesondere bei gehfähigen Patienten kann hier sehr präzise über einen Probeschuh gearbeitet werden (Abb. 7 a, b). Beim nicht-stehfähigen Patienten kann und muß in manchen Fällen auf jede Korrektur verzichtet werden. Hier übernimmt das flexibel zu gestaltende Schuhwerk lediglich Schutzfunktion (Abb. 8 a, b).

Der Innenschuh (AFO = ankle foot orthosis) stellt quasi das Grundmodell *orthetischer Versorgung* dar (Abb. 9 a, b) und verwirklicht die meisten der in Abb. 3 genannten Prinzipien [1]. Entscheidend für die gangmechanische Wirkung ist neben der Paßform die Bauweise (Tibia-Sohlen-Winkel, Schaft-Höhe, Rigidität, flexible Vorfußgestaltung, Gewichtsminimierung durch Verwendung thermoplastischer Materialien mit eingearbeiteten Carbonelementen,

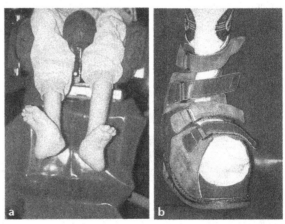

Abb. 6. Ausgeprägte teilkontrakte Plano-abducto-valgus-Deformität bei nicht stehfähigem Patienten (**a**). Durch eine Maßsandale nach Gipsabdruck in weitestmöglicher Korrekturstellung unter Berücksichtigung einer möglichst weiten Einstiegsöffnung ist eine Schuhversorgung mit Teilkorrektur möglich (**b**)

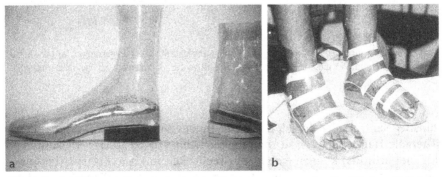

Abb. 7. Durchsichtig gearbeiteter Probeschuh bei Problemversorgung mit orthopädischem Maßschuh. Fehler im Aufbau, Druckstellen oder weitere Korrekturmöglichkeiten können hier vor Fertigstellung erkannt werden

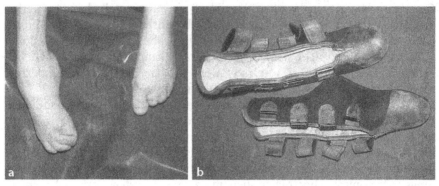

Abb. 8. Nicht-stehfähiger Patient mit spastischer Tetraparese vom athetoiden Typ. Ausgeprägter Spitzfuß mit stark wechselndem Tonus. Die Fußbekleidung erfüllt hier lediglich Schutzfunktion und verzichtet auf jede Korrektur

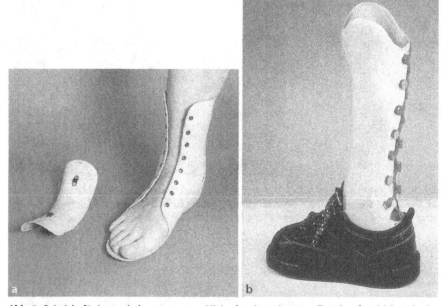

Abb. 9. Beispiele für Innenschuhversorgungen; Minimalversion mit gutem Tragekomfort (**a**) bzw. hochschaftige Ausführung, in diesem Fall mit dorsalem Einstieg zur Optimierung der ventralen Anlagefläche für die Tibia

Einstieg ventral oder dorsal, u. a.). Der Innenschuh ist gut mit Konfektions-Therapie-Halbschuhwerk zu kombinieren (Abb. 9b). Als DAFO (dynamic ankle foot orthosis) können eine Restbeweglichkeit mit Anschlagsperren sowie ein dynamischer, fußhebender Effekt vorgesehen werden. Planung und Realisierung können nur in enger Abstimmung von Orthopädie-Techniker, verordnendem Arzt und Krankengymnasten erfolgreich durchgeführt werden.

In den letzten Jahrzehnten wurden zahlreiche *Modifikationen und Sonderformen* entwickelt; hier seien die Ferrari-Schienen, die Nancy-Hylton-Orthese und die Talus-Ringorthese nach M. Baise namentlich erwähnt. Es kann nicht die Aufgabe dieser Übersicht sein, an dieser Stelle allgemeingültige Wertungen zu treffen; es handelt sich bei allen genannten Formen um innenschuh-artige oder innenschuh-ähnliche Modifikationen, die jeweils besondere Erfahrung und hohes Engagement des therapeutischen Teams in der Versorgung erfordern. Das Konzept der Schienen nach Nancy Hylton strebt eine verbesserte Haltungskontrolle durch dynamische Stabilisierung, Balance und Tonuskontrolle an. Speziell die äußere Stabilisierung des subtalaren Komplexes als sensorisches Zentrum soll eine Optimierung der Willkürmotorik und muskulären Führung der OSG-kontrollierenden Muskulatur bewirken. Durch individuell maßgefertigte Fußplatten sollen bestimmt Wölbungssysteme unterstützt werden mit Effekt auf die posturale Haltungskontrolle [6]. Diese neuroreflektorischen Wirkungen der Orthesen nach Nancy Hylton sind in ihrer Wirkung nach Kenntnis des Autors ganganalytisch bisher nicht bewiesen und möglicherweise überbewertet. Aus dem persönlichen Erleben der Inauguratorin selbst erschien die enge Kopplung von orthetischer Wirkung und krankengymnastischer Einübung, die Stärkung des kindlichen Zutrauens zum eigenen Stehvermögen ein wesentlicher Bestandteil des Konzeptes. – Die Talus-Ringorthese stellt eine in der Konzeption geniale orthetische Reduktion auf die zur Stabilisierung der Planovalgus-Deformität wesentlichen Korrekturpunkte dar. Paßgenaue Herstellung und sorgfältige Handhabung sind besonders wichtig; die wachstumsbedingt häufige Nachversorgungsnotwendigkeit ist als Nachteil zu sehen. Als temporäre Versorgung zur Überbrückung der Zeit bis zur geplanten operativen Stabilisierung erscheint sie ideal.

Operative Behandlungsmöglichkeiten

Unter den operativen Therapie-Optionen hat insbesondere im Kindesalter die Behandlung der Weichteile Vorrang [2]. Es gilt, die auf den Fuß einwirkenden muskulären Kräfte möglichst effektiv zu balancieren mit einem Mindestmaß an Schwächung. Daher haben *Sehnentransfer-Eingriffe* grundsätzlich Vorrang vor den *Verlängerungen,* die insbesondere am Gastrocsoleus-Komplex ganz gezielt und dosiert anzuwenden sind wegen der Gefahr der funktionell besonders ungünstigen iatrogenen Hackenfußdeformität. *Arthrolysen* sind im Säuglings- und Kleinkindesalter anzuwenden, insbesondere bei kontrakten Deformitäten z. B. im Rahmen einer Meningomyelocele oder Arthrogrypose (Abb. 10 a, b); *Arthroplastiken* mit knöchernen Resektionen wie die Astragalektomie oder Resektionen im Bereich des lateralen Fußrandes werden im späteren Kleinkind- und frühen Schulkindalter durchgeführt. *Osteotomien* sind bei höhergradiger knöcherner Deformität grundsätzlich versteifenden Maßnahmen vorzuziehen. Besonders am Calcaneus und am Vordertarsus sind eine Vielzahl von verlängernden, verkürzenden oder achskorrigierenden Osteotomien im Gebrauch. Verschiedene

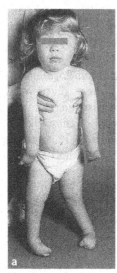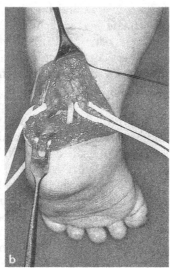

Abb. 10. 2-jähriges Kind mit tetrameler Form einer Arthrogryposis multiplex congenita mit kontrakten Klumpfüßen beidseits (**a**). Für derartige Fälle ist ein sehr ausgiebiges peritalares Release von einer Cincinnati-Inzision, ggf. mit Sehnenresektionenen sehr zu empfehlen (**b**)

Techniken talocalcanearer *Arthrodesen* können im Schulkindalter angewandt werden; die Chopart-Korrektur-Arthrodese kommt etwa ab dem 12. Lebensjahr bei vielen Formen höhergradiger Deformierung im Peritalarbereich in Betracht [4], bei Instabilität oder ausgeprägter rigider Deformität eine der vielen Modifikationen der Tripelarthrodese.

■ Diskussion häufiger Fragestellungen aus der Praxis

Die Fragestellungen im Zusammenhang mit neurogenen Fußdeformitäten können sehr unterschiedlich sein. Aus der praktischen Tätigkeit des Autors sollen einige der *typischen Konstellationen und Besonderheiten* in der Indikationsstellung zu konservativem oder operativem Vorgehen auf dem Boden der vorgestellten Behandlungspalette diskutiert werden.

Die *angeboren-kontrakten-Deformitäten* bei neurogener Grunderkrankung müssen frühzeitig und ausreichend radikal operativ behandelt werden. Hier hat sich der Cincinnati-Zugang (Abb. 10 b) bewährt. Bei der MMC und Arthrogrypose sollten häufig Sehnen reseziert und nicht nur verlängert werden. Auch knöcherne Resektionen sind oft erforderlich. Der Hauptfehler besteht hier in zu zögerlichem operativen Vorgehen, das ein Rezidiv vorprogrammiert.

Häufig werden Kinder mit neuromotorischen Grunderkrankungen, insbesondere den verschiedenen Formen der Infantilen Cerebralparese, kurz vor (verzögerter) Erlangung der Gehfähigkeit vorgestellt in der Meinung, durch einen Eingriff im Bereich des Fußes die *Vertikalisierung* zu beschleunigen. Eine Fußdeformität ist aber im Gegensatz zu schweren Hüft- und Kniekontrakturen fast nie die Ursache nicht-eintretender Steh- und Gehfähigkeit. Hier sollte kombiniert orthetisch und krankengymnastisch vorgegangen werden und erst nach Vertikalisierung und Konstituierung einer Gehfähigkeit an operative Maßnahmen gedacht werden.

Sehr häufig ist die Meinung zu hören, man solle bei neurogenen Deformitäten grundsätzlich im *Wachstumsalter* nicht operativ einschreiten, da ja später eine Tripelarthrodese „ohnehin" erforderlich sei. Dieser Meinung ist grundsätzlich zu widersprechen. Auch am Fuß gilt es ähnlich wie an der kindlichen Hüfte, durch frühes Eingreifen Gelenkstrukturen zur optimalen Ausreifung gelangen zu lassen. Ein besonderes Augenmerk sollte auf das wichtige obere Sprunggelenk gelegt werden. Reift es z. B. langfristig in starker Spitzfußstellung, ist mit einer späteren Kongruenz der Gelenkflächen nach Stellungskorrektur nicht zu rechnen.

Im Jugendlichen-Alter stellt sich oft die grundsätzliche Frage nach *weichteiliger oder knöcherner Korrektur*. Eine Balancierung der muskulären Kräfte ist in jedem Fall erforderlich, nach eigener Erfahrung auch bei versteifendem Vorgehen. Bei der Frage nach zusätzlicher Stabilisierung im Sinne einer Arthrodese steht der Erhalt der Gelenkfunktion gegen die höhere Sicherheit einer definitiven Formkorrektur durch die Versteifung. Es kommt keinesfalls regelhaft langfristig zu den gefürchteten Arthrosen der Nachbargelenke; deren Entstehung ist von vielen biomechanischen Faktoren abhängig.

Die operative Formkorrektur bei *Rollstuhlpatienten* ist nicht selten eine sinnvolle Maßnahme und scheidet keineswegs als therapeutische Option aus. Der Sitzkomfort, Erleichterung der Transfersituation, die Möglichkeit, Therapieschuhwerk tragen zu können und der Schutz vor Druckstellen sind durchaus Behandlungsziele, die auch ein operatives Vorgehen rechtfertigen können.

Die klinischen Fragestellungen im Zusammenhang mit neurogenen Fußdeformitäten setzen insbesondere in der Indikationsstellung therapeutischer Maßnahmen eine differenzierte Betrachtungsweise und viel Erfahrung voraus. Schon die Entscheidung für oder gegen eine Sehnenverlängerung im Bereich des Triceps surae kann schwierig sein. Operative und konservative Maßnahmen sollten sich gegenseitig sinnvoll ergänzen und in einem Gesamtbehandlungskonzept verbunden sein (Abb. 11 a, b).

▪ Zusammenfassung

Neurogene Fußdeformitäten erfordern ein langfristiges Behandlungskonzept. Auf der Basis differenzierter, funktionsorientierter Diagnostik unter Einbeziehung der gesamten Extremität und ganganalytischer Parameter werden Behandlungsziele definiert und krankengymnastische, redressierende, tonusmindernde, schuhtechnische, orthetische und operative Behandlungsmaßnahmen individuell zielgerichtet in Abhängigkeit von Grunder-

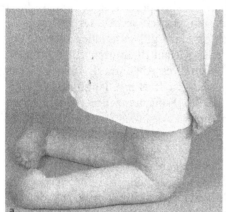
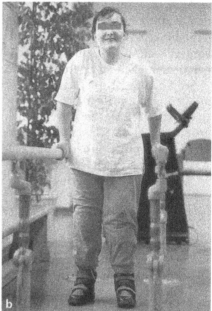

Abb. 11. Jugendliche mit schwerer spastischer Diplegie und ausgeprägten Knie und Fußkontrakturen, bisher nicht gehfähig (**a**). Durch aufwendige, in diesem Fall am Fuß sogar zweizeitige operative Korrektur auf mehreren Ebenen Gehfähigkeit an Stützen erlangt (**b**)

krankung, Prognose, Lebensalter, Fußdeformität und Gesamtfunktion eingesetzt. Angestrebt wird dabei nicht nur die Korrektur bestehender Deformitäten, sondern eine dauerhafte Äquilibrierung der muskulären Kräfte und die funktionelle Optimierung einzelner Gangphasenabschnitte.

▓ Literatur

1. Brunner R (1999) Konservative Behandlung bei neurogenen Fußdeformitäten. Orthopäde 28:143–150
2. Döderlein L (1999) Weichteiloperationen bei neuromuskulären Fußdeformitäten. Orthopäde 28:151–158
3. Gage JR (1991) Gait analysis in cerebral palsy. Blackwell Scientific, Oxford
4. Hamel J, Becker W (1997) Die Korrekturarthrodese des Chopart-Gelenkes bei neurogenen Fußdeformitäten. Operat Orthop Traumatol 9:108–119
5. Hamel J, Kissling C, Heimkes B, Stotz S (1994) A combined bony and soft tissue stabilization procedure (Grice-Schede) for hindfoot valgus in children with cerebral palsy. Arch Orthop Trauma Surg 113:237–243
6. Kuoppamäki-Herzig M, Kalbe U (1995) Dynamische Fußorthesen nach Nancy Hylton. Krankengymnastik 47:794–803
7. Perry J (1983) Anatomy and biomechanics of the hindfoot. Clin Orthop 177:9–15

3 Zerebralparese und Tibiahemimelie – vom Rollstuhl auf die Beine

G. Steinwender, V. Saraph, E.B. Zwick, Ch. Steinwender, G. Florian, W.E. Linhart

Einleitung

Patienten mit Zerebralparese haben eine Vielfalt von orthopädischen Problemen. Neben konservativen Therapien zählen chirurgische Interventionen zur weit verbreiteten und gut untersuchten Behandlung von solchen Patienten. Obwohl die Indikationen für Operationen genau definiert werden, kann die Behandlung bei Bestehen von kongenitalen Anomalien schwierig sein. Unter solchen Umständen ist es häufig schwierig zu entscheiden, ob ein Patient darauf vorbereitet werden soll, ein Leben im Rollstuhl zu führen, oder ob man ihm eine Chance für Gehfähigkeit anbieten kann.

Dieser Artikel beschreibt die Behandlung und das Ergebnis von einem Jungen mit Zerebralparese und Hemimelie des linken Beines.

Fallbericht

Der Junge kam in der 32. Schwangerschaftswoche mit kompletter transverser Hemimelie im oberen Tibiadrittel des linken Beines zur Welt (Abb. 1a). Untersuchungen zeigten eine verspätete Entwicklung der motorischen Meilensteine und mit 6 Monaten wurde eine Zerebralparese von Typ einer spastischen Diplegie diagnostiziert. Es kam zur Subluxation beider Hüften (Abb. 1b), die im Alter von 3 Jahren auf der rechten Seite durch eine Beckenosteotomie nach Salter sowie linksseitig durch eine proximale varisierende Derotationsosteotomie des proximalen Femurs korrigiert wurden (Abb. 2). Bei einem funktionslosen Tibiastumpf auf der linken Seite wurde mit 8 Jahren eine Kniegelenks-Exartikulation durchgeführt.

Der Bub kam mit 10 Jahren an die Abteilung für Orthopäde zur Beurteilung der Möglichkeit einer Gehfähigkeit. Damals konnte er krabbeln und im Kniestand stehen. Die klinische Untersuchung zeigte eine beidseitige Hüftbeugekontraktur von 30 Grad sowie eine fixierte Kniebeugekontraktur von 30 Grad und Kospastizität rechts, die sich im Ely's-Test und einem Poplitealwinkel von 70 Grad zeigte. Am rechten Fuß bestand eine flexible Equinovalgus-Deformität. Das rechte Bein zeigte eine Innenrotation des Femurs und eine Außenrotation der Tibia. Der Patient besaß eine gute moto-

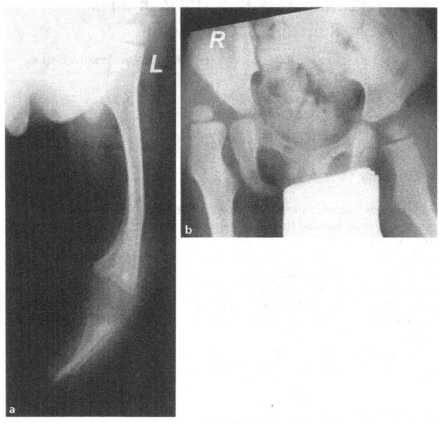

Abb. 1 a, b. Röntgenbilder mit der Darstellung der Tibiahemimelie und der Subluxation beider Hüften

rische Kontrolle der oberen Extremitäten, des Rumpfes und des rechten Beines. Das linke Bein war mit einer steifen Oberschenkel-Prothese versorgt, die ihm ein unterstütztes Stehen ermöglichen sollte. Röntgenbilder vom Becken zeigten, daß beide Hüften zentriert und ausreichend überdacht waren. Aufrechtes Gehen war wegen seiner Spastizität und den fixierten knöchernen Deformitäten nicht möglich (Abb. 3a und 3b).

Der Patient war in diesem Zustand nicht gehfähig, konnte aber Transfers in und aus dem Rollstuhl selbständig durchführen. Das Behandlungsziel war, dem Patienten ein Gehen mit Gehhilfe zu ermöglichen. Die chirurgische Korrektur bestand in einer einzeitigen Mehretagen-Operation. Es wurde beidseits eine Psoastenotomie in der Lacuna musculorum, eine aponeurotische Verlängerung der rechten ischiocruralen Muskulatur, ein distaler Rectustransfer hinter die Kniegelenksache auf den M. semitendinosus und eine posteriore Kapsulotomie rechts durchgeführt, um die fixierte Beugekontraktur des Knies zu korrigieren. Die knöchernen Deformitäten des rechten Beines wurden durch eine intertrochantäre Außenrotationsosteotomie und eine Innenrotationsosteotomie der Tibia korrigiert. Der Femur

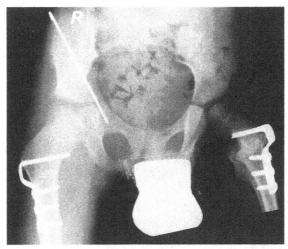

Abb. 2. Beckenübersichtsröntgen: Zentral eingestellte gut überdachte Hüften nach einer Beckenosteotomie nach Salter rechts und einer varisierenden Derotationsosteotomie links

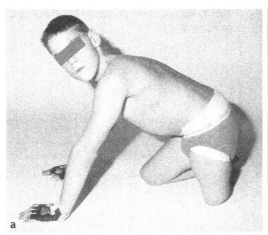

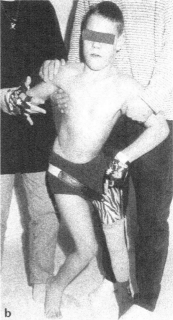

Abb. 3 a, b. Klinische Bilder zur Veranschaulichung der Fehlstellungen und Muskelverkürzungen

wurde mit einer 90° Winkelplatte fixiert und die Tibia mittels Endernägel stabilisiert. Die Korrektur des Plattfußes erfolgte durch eine aponeurotische Verlängerung der Peronealmuskulatur, eine aponeurotische Verlängerung des M. triceps surae und eine mediale Verschiebeosteotomie des Calcaneus. Der Patient erhielt rechts einen Oberschenkelgips für 6 Wochen.

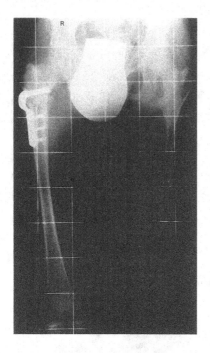

Abb. 4. Röntgen beider Oberschenkel a.p. drei Jahre postoperativ

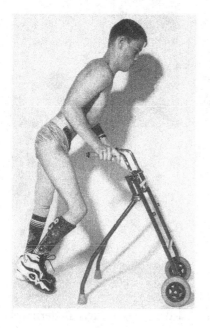

Abb. 5. Der Patient war anläßlich der letzten Untersuchung mit einem Rollator auf mittleren bis langen Gehstrecken selbständig mobil

Am dritten postoperativen Tag wurde mit passiver Physiotherapie begonnen, eine Woche später wurde eine Prothesenversorgung eingeleitet und mit Stehtherapie in einem Stehständer begonnen. Die Oberschenkelprothese wurde mit sperrbarem Kniegelenk und Schwungphasensteuerung angefertigt. Der linke Fuß wurde mit einer nach dorsal gesperrten Unterschenkel-Gehorthese versorgt, um die passive Kniestreckung bei der Schrittabwicklung zu verbessern. Nach der initialen Stehtherapie wurde mit der Kniemobilisation und der Gangschulung mit Rollator begonnen. Der Patient war 10 Wochen stationär, nach der Entlassung kam er zu monatlichen Kontrollen und zusätzlich zu ambulanter Physiotherapie. 3 Jahre nach der Operation ist der Patient jetzt im Haus mobil und kann etwa 2 Kilometer spazierengehen.

▓ Diskussion

Obwohl es viele verschiedene Bewertungs- und Behandlungsprotokolle über das orthopädische Management von Zerebralparesen gibt, gibt es jedoch keine Literatur betreffend der Behandlung von Zerebralparesen in Kombination mit kongenitalen Anomalien. Das Handicap des vorgestellten Patienten ist eine Kombination von Zerebralparese und Hemimelie. Eine gute Funktion der oberen Extremitäten, eine gute Becken- und Rumpfkontrolle, ein sehr motivierter Patient sowie ein gutes soziales Umfeld unterstützten die Entscheidung der Autoren, den Jungen zu behandeln. Der Patient, die Eltern und die Physiotherapeutin waren der aktive Teil in der Behandlung, die aus einer Mehretagen-Operation und in einer langen Rehabilitations-Zeit bestanden. Die Vorteile, die Mobilität eines nicht gehfähigen Patienten zu verbessern, um ihn im häuslichen Bereich die Gehfähigkeit zu ermöglichen sind vielfältig: mehr Freiheit sich im häuslichen Bereich zu bewegen, die Möglichkeit der persönlichen Körperpflege, mehr Flexibilität bei der Benützung öffentlicher Verkehrsmittel und vielleicht der wichtigste Faktor, das Gefühl von größerer Unabhängigkeit. Der Patient mußte sich einer umfassenden Operation, einem langen Krankenhausaufenthalt und einem ausgedehnten Rehabilitationsprogramm unterziehen, aber das Therapieziel wurde erreicht.

▓ Zusammenfassung

Zerebralparese und Tibiahemimelie sind gut bekannte Pathologien. Ihre Kombination ist jedoch sehr selten und über die Behandlung von solchen Fällen wurde bis jetzt noch nicht berichtet.

Dies ist ein Fallbeispiel von einem Kind mit Cerebralparese und Tibiahemimelie. Die Entscheidung, den Buben chirurgisch zu behandeln, mit dem Ziel der Gehfähigkeit, wurde auf Basis der klinischen Untersuchung gemacht, obwohl der Bub bis zu seinem 10. Lebensjahr nicht gehfähig war. Es wurde eine Operation der Beine auf mehreren Etagen durch Knochen- und Weichteileingriffe durchgeführt. Nach 3 Jahren ist der Patient nun in der Lage, mit einer Gehhilfe etwa 2 Kilometer zu gehen.

▦ Literatur

1. Anderson AF, Fowler SB (1984) Anterior calcaneal osteotomy for symptomatic juvenile pes planus. Foot and Ankle 4(5):274–283
2. Bleck EE (1987) Orthopaedic Management in Cerebral Palsy. In: Bleck EE (ed) Mac Keith Press. London, 192–195
3. Frantz CH, O'Rahilly R (1961) Congenital skeletal limb deficiencies. J Bone Joint Sur. 43-A:1202
4. Koutsogiannis E (1971) Treatment of mobile flat foot by displacement osteotomy of the calcaneus. J Bone Joint Surg 53-B:96–100

4 Botulinumtoxin A im Kontext der Therapie bei infantiler Zerebralparese

S. Senst, D. Rosenbaum, C. Oberwittler

■ Einleitung

Botulinumtoxin wird von anaeroben Bakterien der Gattung Clostridium botulinum produziert. Es gibt verschiedene Serotypen A–G. Zur klinischen Anwendung wurde bisher nur der Serotyp A eingesetzt. Botulinumtoxin (BTX) ist vor allem im Zusammenhang mit der Lebensmittelvergiftung Botulismus bekannt. Es besitzt von allen bisher bekannten Giften die höchste toxische Potenz. Schon vor fast 200 Jahren hat sich J. Kerner mit dieser Vergiftung beschäftigt, die er als Fettvergiftung beschrieben hat. Es war ein weiter Weg von den Forschungsarbeiten Kerners über die Entdeckung des 900 kD-Komplexes bis zum ersten klinischen Einsatz von Botulinumtoxin A durch Mr. A. Scott in den Vereinigten Staaten 1980. A. Scott setzte Botulinumtoxin A erstmals bei Strabismus beim Menschen ein, nachdem er tierexperimentelle Vorstudien betrieben hatte.

Danach wurde diese segensreiche Substanz beim Torticollis spasticus sowie bei Fazialisparese und Blepharospasmus in der Erwachsenenneurologie eingesetzt.

Zwischenzeitlich gibt es eine Reihe von mehr oder weniger gut erforschten Einsatzgebieten, die fast monatlich zunehmen. Insbesondere findet BTX A Einsatz bei der Dystonie, der Spastizität und im einzelnen hier bei Zerebralparese, multipler Sklerose, dem Zustand nach apoplektischem Insult sowie Zustand nach Schädel-Hirn-Trauma.

Zur medikamentösen Therapie werden geringste Mengen 12 ng bis 25 ng des hochgereinigten BTX verwendet. Die pharmakologische Wirkung hält bei Injektionen in die quergestreifte Muskulatur ungefähr 3 Monate an. Der Wirkmechanismus beruht auf einer Hemmung der Ausschüttung von Acetyl-Cholin in den synaptischen Spalt. Die Nervenveränderungen sind durch Aussprossen neuer Endplatten und durch proteolytische Inaktivierung des Toxins jedoch voll reversibel. Es kommt, histologisch betrachtet, nur zu einer vorübergehenden Muskelfaseratrophie. Botulinumtoxin kann deshalb dort eingesetzt werden, wo ein muskulärer Hypertonus jeglicher Genese symptomatisch zu therapieren ist.

Nebenwirkungen werden höchst selten beobachtet. Über schwerwiegende Nebenwirkungen mit Todesfolgen, wie z.B. durch Vergiftungen wird in der gesamten Weltliteratur nicht berichtet. Probleme können durch eine zunehmende Schluckstörung bei Schwerstbehinderten mit vorbekannter Schluck-schwäche auftreten. Auch können gelegentlich Blasenentleerungsstörungen beobachtet werden, die aber immer von deutlich kürzerer Dauer waren als die eigentliche Wirkdauer und voll reversibel waren. Bei lokaler Überdosierung kann es z. B. zu störenden Instabilitäten im OSG mit Gangunsicherheit kommen. Wobei auch dort immer eine volle Reversibilität zu beobachten war.

Auch die Probleme der Zerebralparese sind seit Jahrhunderten bekannt. Schon im 16. Jahrhundert malte Ribera „Den Boten" – einen Jungen mit Hemiparese, der im Louvre ausgestellt ist.

Grundsätzlich handelt es sich bei der infantilen Zerebralparese um einen einmalig gesetzten Hirnschaden, der zu einer nicht fortschreitenden bleibenden Veränderung des noch unreifen Gehirns führt. Bei den verschiedenen Formen der Zerebralparese dominieren die spastischen Di- und Tetraparesen vor den Hemiparesen. Ausnahmen bilden die Mono- oder Triparesen. Die dystonen Formen, wie auch die Ataxie, gehen insgesamt zurück, während die Mischformen etwas zunehmen.

Es muß jedoch betont werden, daß trotz des einmaligen Schadens durchaus Sekundärfolgen im Sinne von fortschreitenden Fehlstellungen aufgrund der fortwährend bestehenden Muskelfehlsteuerungen zu beobachten sind.

Aufgrund der Vielgestalt der Ausprägungsformen der Zerebralparese und der sozioökonomischen Unterschiede der Kulturen kann bei der Beurteilung der therapeutischen Maßnahmen unterschieden werden zwischen dem früheren Nihilismus, dem rein konservativen, von Physiotherapie geprägten Vorgehen, dem operativ orientierten Vorgehen, wie z. B. durch Sir Little vorübergehend propagiert und der neuartigen fokalen, medikamentösen Therapie mit Hilfe von BTX im Sinne einer konservativen Therapie.

Auf der anderen Seite gibt es eine Vielzahl von sinnvollen Therapien, begonnen von B wie Bobath bis V wie Vojta. Es muß deshalb immer wieder überlegt werden, ob BTX allein oder in Kombination mit anderen Therapieformen zur Anwendung kommen sollte.

Um die Möglichkeit der therapeutischen Breite einerseits und die spezifische Indikationsstellung von BTX andererseits erklären zu können, ist nochmals neben der Differenzierung der Zerebralparese auf die Specifica der Spastizität hinzuweisen.

Es müssen hierbei sog. Plussymptome und Minussymptome unterschieden werden. Zu den Plussymptomen zählen die geschwindigkeitsabhängige Zunahme des Muskeltonus, die gesteigerten Muskeleigenreflexe, die gesteigerten kutanen Reflexe, die Pyramidenbahnzeichen, die autonome Hyperreflexie der Blase, dystone Bewegungsstörungen und Kontrakturen.

Zu den Minussymptomen zählen die Paresen, die Ungeschicklichkeit und Koordinationsstörung sowie die deutlich erhöhte Ermüdbarkeit. Fest steht auch, daß gerade mit zunehmender Spastizität frühzeitig Kontrakturen entstehen, welche noch durch die Muskelimbalance, aufgrund der zentralen Koordinationsstörungen, zu einer Potenzierung der Negativeffekte führen.

Darüber hinaus kommt es bei der Zerebralparese zu einer ganzen Reihe von Begleitstörungen, angefangen von Intelligenzdefekten bis zu vegetativen Störungen, die einen wesentlichen Einfluß auf das therapeutische Gesamtkonzept haben.

Nicht vergessen werden sollte, dass es sich bei den Patienten um Kinder handelt, welche von einer Vielzahl von Therapeuten betreut werden, wie Krankengymnasten, Ergotherapeuten, Logopäden, Sozialpädagogen, Kinderärzten, Orthopäden, Augenärzten, HNO-Ärzten, etc., weshalb es erforderlich ist, teamorientiert die einzelnen Therapieschwerpunkte phasenadaptiert, d. h. die Gesamtentwicklung berücksichtigend zu planen.

▦ Hauptteil

Welche Interventionsmöglichkeiten und welcher Stellenwert ergibt sich nun aus oben gesagten hinsichtlich der Einsatzmöglichkeiten von BTX A. Es handelt sich hierbei ja eindeutig um eine fokale, symptomorientierte Therapie, die den Vorteil hat, problemlos wiederholt werden zu können.

Wir haben zwei in Deutschland auf dem Markt befindliche Präparate von BTX A – nämlich Botox sowie Dysport, die in ihrer Anwendbarkeit grundsätzlich gleich einsetzbar sind.

Die eigentliche Wirksamkeit des Präparates sollte heute nicht mehr in Frage gestellt werden. Die Abbildungen 1 a und 1 b stellen die Daten unserer Oberflächen-EMG-Untersuchungen im Rahmen einer prospektiven Studie mit 45 Kindern mit spastischer Zerebralparese und Spitzfüßen dar. Im Ganglabor erfolgten die EMG-Untersuchungen mit einem 16-Kanal Noraxon-System vor, sowie 4 und 8 Wochen nach Botulinumtoxin-Injektionstherapie im Bereich des Gastrocnemius. Es konnte eine signifikante Aktivitätsminderung 4 Wochen und auch noch deutlich schwächere Aktivität 8 Wochen nach der Injektion dokumentiert werden.

Betrachtet man die Einsatzmöglichkeiten nach anatomischen Gesichtspunkten, sind an der oberen Extremität folgende Interventionsmöglichkeiten denkbar:

Der Bizeps ist bequem palpabel und hat den Haupteinfluß auf die Ellenbogenflexion, weshalb er stets mitberücksichtigt werden sollte. Vorsicht ist jedoch vor einer zu hohen Dosis geboten, da dann das Tragen bzw. Anheben von Taschen plötzlich unangenehm gestört sein kann. Gleiches Vorsichtsgebot gilt auch für die langen und kurzen Fingerbeuger mit Blick auf den Grobgriff bzw. das Festhalten von Gegenständen. Grundsätzlich ist ein sinnvoller Einsatz gegeben, da gerade auch Handgelenks- und Fingerflexionsfehlstellungen ein häufiges Problem darstellen. Hierbei sollte auch der Flexor carpi ulnaris mit bedacht werden, der zur typischen Ulnardeviation führt. Auch der Daumenadduktor sowie Flex. pol. brevis sind gut erreichbar. Vorab ist jedoch die Stabilität im Daumengrundgelenk zu prüfen. Hier finden sich immer wieder Subluxationsstellungen, die durch eine Tonusminderung der Flex. pol. brevis und Add. pol. ggf. nur noch verstärkt werden.

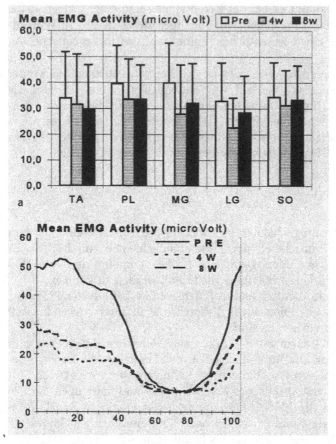

Abb. 1. a EMG-Diagramm aller US-Muskeln, TA = Tib. ant., PL = Peroneus long., MG/LG= Med./lat. Gastrocnemius, SO=Soleus; **b** Oberflächen-EMG des Gastrocnemius auf einen Gangzyklus bezogen

In solch einer Situation kann letztlich nur ein komplexer handchirurgischer Eingriff u.a. mit Arthrodese des Daumengrundgelenkes plus Adduktor- und Flexorverlängerung und ggf. Augmentation des Abduktors bzw. Ext. pol. long. weiterhelfen.

Schwierigkeiten in der konservativen Therapie bereitet häufig auch der M. pronator teres, der frühzeitig zur Verkürzung neigt, so daß die aktive Supination eingeschränkt wird.

Allen Patienten gegenüber sollte jedoch im voraus betont werden, daß die koordinativen Fähigkeiten im wesentlichen nicht verbessert werden können, wenn auch die bessere Ausgangsstellung indirekt das koordinative Vermögen verbessern hilft.

Im Bereich der Wirbelsäule gibt es bei schwerstgradigen Skoliosen erste Ansätze hier palliativ einzugreifen. Eine wesentliche Aufrichtung oder Korrektur, mit Veränderung des Schweregrades der Skoliose, ist jedoch weiterhin nur durch ein dorsoventrales operatives Vorgehen denkbar. Dies bedeutet, daß BTX nur dann versuchsweise eingesetzt werden sollte, wenn keine OP-Fähigkeit gegeben ist und Schmerzen oder Lagerungsprobleme bestehen. Zur Verbesserung der Korsettoleranz gibt es bisher keine Untersuchungen. Auch muß berücksichtigt werden, daß es sich bei der Rückenmuskulatur um eine sehr große Muskelmasse handelt und dementsprechend große Mengen BTX erforderlich werden, so daß auch die Gefahr von Nebenwirkungen zunimmt.

Im Bereich der unteren Extremitäten ergeben sich vielfache Anwendungsmöglichkeiten. Sie beziehen sich auf das Hüftgelenk, Kniegelenk und den Fuß.

Im Bereich des Hüftgelenkes ist besonders gut der erhöhte Adduktorentonus einer BTX-Therapie zugänglich, wie auch die medialen Ischiokruralen, welche gemeinsam mit den Adduktoren für die Hüftdislokation verantwortlich sind (s. Abb. 2a und b). Noch vor wenigen Jahren wäre bei Tonuserhöhung und Hüftgelenksdislokation die subcutane Adduktorentenotomie und Tenotomie der medialen Ischiokruralen als Standardeingriff insb. bei schwerstbehinderten Kindern zu propagieren gewesen, eine Maßnahme, die fast ganz aus unserem Operationsrepertoire zu Gunsten von BTX verschwunden ist.

Der Iliospsoas, der auch für die spastische Hüftluxation mitverantwortlich ist, kann weniger gut injiziert werden. Den Psoas CT-gesteuert zu injizieren, dürfte im Regelfall zu aufwendig sein, da hierfür eine Narkose der Kinder erforderlich wäre, und somit kein wesentlicher Vorteil im Gesamtaufwand gegenüber einer Operation bestehen würde.

Selbstverständlich kommt ein BTX-Einsatz auch ohne Luxation im Bereich der Adduktoren infrage, wenn hierdurch die Stehfähigkeit verbessert werden kann. Umgekehrt kann der Einsatz auch gerade nach beidseitger

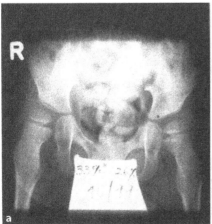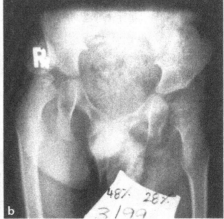

Abb. 2. a P.,C., spast. Tetraparese vor BTX; **b** P.,C., nach BTX und Orthesenanpassung

Hüftluxation bei schwerstmehrfachbehinderten Patienten aus palliativen Gründen erwogen werden, um Schmerzen zu reduzieren und die Pflege zu erleichtern.

Im Bereich der Ischiokruralen, meist den medialen Ischiokruralen, lohnt sich die Therapie, wenn ein Patient eine dynamische Verkürzung zeigt und seine Gesamtentwicklung bzw. junges Alter eher noch gegen ein funktionsverbesserndes operatives Vorgehen spricht.

Auch wenn andere Gründe bei beginnenden Kontrakturen eine Operation kurzfristig nicht zulassen, kann BTX zur Verhinderung einer raschen Progredienz eingesetzt werden.

Besonders hilfreich hat sich der Einsatz bei der Behandlung des spastischen Spitzfußes erwiesen. Vor der Therapie sollte jedoch der Silverskjöld-Test (Abb. 3a,b) durchgeführt werden, der zeigt, daß keine Kontraktur des Triceps surae vorliegt. Es erfolgt hierbei die passive Prüfung der Dorsalflexion im OSG bei Beugung und Streckung im Kniegelenk, um den Soleus und Gastrocnemius getrennt untersuchen zu können.

Grundsätzlich ist bei einer Hemiparese s.u. mit einer Mitbeteiligung des Soleus zu rechnen, während die Diparesen häufig nur eine Tonuserhöhung

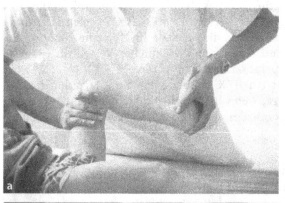

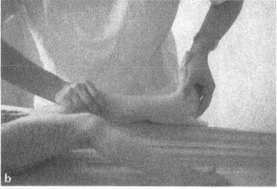

Abb. 3. a Silverskjöld Test vor BTX; **b** Silverskjöld Test vor BTX

des Gastrocnemius aufweisen. Bei grenzwertigen Befunden sollte eine ergänzende Redressionsgipsbehandlung über 3 Wochen erwogen werden. Die Gipsbehandlung schränkt die Aktivitäten des Kindes meist kaum ein. Die Untersuchungen zur plantaren Druckverteilungsmessung mit dem Emed-System bei über 45 Patienten zeigten die Überlegenheit der kombinierten Therapie.

Sowohl mit als auch ohne Gips ist darüber hinaus eine Physiotherapie unerläßlich.

Bei einem pes equinus varus muß zusätzlich der M. tib. post. mitbedacht werden, was technisch bei einem kleineren, unruhigen Patienten etwas schwierig sein kann. Grundsätzlich würde aber auch schon die Injektion im Triceps surae therapeutisch sinnvoll sein.

Mit Blick auf die verschiedenen Formen der Zerebralparese sollen die hierzu passenden Interventionsmöglichkeiten aus kinderorthopädischer Sicht vorgestellt werden:

Bei der *Hemiparese*, also einer rechts- oder linksseitig betonten Zerebralparese findet man häufig eine mehr schlaffe Parese, also eine Minussymptomatik im Bereich der oberen Extremität mit Parese der Finger- und Handgelenksextensoren und deutlicher Tonuserhöhung des Pronators. Die Injektion der anscheinend hypertonen Fingerflexoren wäre hier funktionell ein Fehler, während der Pronator teres, der Flex. carpi ulnaris und ggf. der Add. pol. ggf. injiziert werden sollten.

Im Bein- und insb. Fußbereich muß frühzeitig mit zunehmenden Kontrakturen des primären Pes equinus varus gerechnet werden und der Soleus unbedingt mitgespritzt werden (s. Abb. 4).

Die Ischiokruralen und Adduktoren sind meist wenig im Tonus erhöht, müssen natürlich bei der KG mitberücksichtigt werden.

Bei der *Diparese* handelt es sich um eine beinbetonte spastische Bewegungsstörung, welche bei frühzeitigem Einsatz der fokalen Botulinumtoxin-Therapie gut zugänglich ist, sofern nicht durch die Vielzahl der Muskeln die Gesamtdosis überschritten werden müßte. Hier ist es insbesondere interessant im Bereich der Adduktoren und Ischiokruralen ggf. des Triceps surae wie auch des Tensors zu injizieren bei typischer Adduktion, Innenrotation, Knieflexion und Spitzfußgang. Bei zu hoher Gesamtdosis dürfen auf keinen Fall die Ischiokruralen vergessen werden, deren Tonus häufig eher erhöht ist als der der Gastrocnemii (s. Abb. 5).

Bei Patienten mit typischer Diparese wird man je nach Alter und Gesamtentwicklung grundsätzlich immer auch an komplexe Operationen im Sinne von Mehretageneingriffen denken müssen, um der Vielzahl von Muskelimbalancen auch nur annähernd gerecht werden zu können.

Bei der *Tetraparese* mit Bein-, Arm- und Rumpfbeteiligung ist ein wesentlicher funktioneller Gewinn mit Blick auf das Gehen im Regelfall nicht denkbar. Hier ist das Hauptaugenmerk auf die Hüftsituation (s.a. Abb. 2) und/oder das starke Überkreuzen der Beine, kombiniert mit Problemen bei der Pflege gerichtet. In Ausnahmefällen kann der Einsatz von BTX bei einer Skoliose erwogen werden oder bei ausgeprägten Fußfehlstellungen, um das Orthesentragen zu erleichtern.

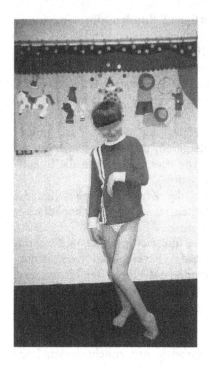

Abb. 4. M.,A.; spast. Hemiparese links, keine Indikation für BTX

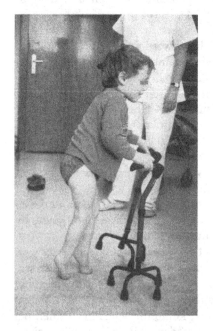

Abb. 5. L.,M.; spast. Diparese vor BTX

Hypotone Zerebralparesen können logischerweise nicht mit Botulinumtoxin therapiert werden, es sei denn es fände sich ein lokaler Hypertonus, was sehr selten sein dürfte.

Kritisch muß die Indikation bei *Athetosen* abgewogen werden, da hier z. T. gerade durch die z. T. bizarren Bewegungsmuster eine Fortbewegung z. B. mit Hilfe der Füße oder Ausgleichsbewegungen mit Hilfe der Arme notwendig sind. Darüber hinaus ist es kennzeichnend, daß der Tonus sehr stark wechselt, was die Indikationstellung sehr erschwert.

Bei den *Mischformen* – Patient mit Athetose und Tetraparese – ergeben sich durchaus Ansätze sowohl im Bereich der oberen Extremitäten als auch der zur Überkreuzung neigenden unteren Extremitäten oder beginnender Fußfehlstellung.

Die *Spannungsathetose* als eine der schlimmsten Formen der Zerebralparese stellt in gewisser Weise eine operative Notfallsituation da, sofern man von Notfallindikationen sprechen kann und sollte. Hier sehe ich nur geringe Möglichkeiten bzw. nur bei wesentlichen Kontraindikationen für eine Operation die Möglichkeit mit Botulinumtoxin zu helfen. Um hier die Sitz- und damit auch die Schluckfähigkeit herzustellen, sind häufig umfangreiche Eingriffe im Bereich der Hüften erforderlich.

▦ Diskussion

BTX ist eine hochpotente Substanz, die in vielen Bereichen der symptomatischen Therapie in der Orthopädie, Neurologie, Urologie u.a. Eingang gefunden hat. BTX kann dort eingesetzt werden, wo ein fokaler Hypertonus diagnostiziert worden ist. Eine ursächliche Therapie ist damit nicht möglich. Dies bedeutet, daß Botulinumtoxin im Sinne der Prophylaxe, d. h. der Verhinderung von Kontrakturen insbesondere im Bereich des Triceps sureae, der Ischiokruralen und der Adduktoren eingesetzt werden kann und bei geeigneten Patienten ebenfalls gute Dienste an der oberen Extremität leisten kann. So kann BTX sowohl funktionell als auch palliativ zum Wohle der Patienten eingesetzt werden. Der große Vorteil liegt in der therapeutischen Breite und der Chance, die optimale Dosis für den einzelnen Patienten durch Wiederholungsinjektionen herauszufinden. Eine häufig zitierte Antikörperbildung ist im Alltag doch relativ selten und dürfte kaum über 5% bei Mehrfachanwendungen liegen.

Für funktionelle, dynamische Probleme stellt es somit eine ideale Wirksubstanz dar, wenn es sich um ein fokales Problem handelt. Bei multifokalen Problemen kann es mit der Einhaltung der Gesamtdosis kritisch werden. Bei strukturellen Problemen sollte rechtzeitig an eine operative Therapie gedacht werden.

Als Fazit bleibt festzuhalten, daß zur optimalen Problemlösung eine kontinuierliche Krankengymnastik, eine differenzierte Indikationsstellung sowie ggf. eine temporäre Schienung, Anwendung von Orthesen oder Redressionsgipsen gehört.

Zusammenfassend bedeutet dies, dass weiterhin das Teamwork im Vordergrund stehen muß, um eine optimale Therapie bei infantiler Zerebralparese zu erzielen.

▪ Zusammenfassung

Botulinumtoxin A ist eine hochpotente Substanz, welche zur Blockierung der Acetyl-Cholin-Übertragung an der Synapse eingesetzt werden kann und damit die Neurotransmitterübertragung hemmt. Der Effekt entspricht einer temporären Denervierung, wobei nach einigen Monaten eine vollständige Restitution eingetreten ist durch Aussprossung neuer Rezeptoren. Dieser Mechanismus findet bei den verschiedenartigsten neurologischen Erkrankungen Anwendung. In letzter Zeit wird Botulinumtoxin A vor allem auch beim dynamischen Spitzfuß von Kindern mit Zerebralparese eingesetzt. Es ist eine echte Alternative zu den konventionellen Anwendungen von seriellen Redressionsgipsen zur Erreichung einer plantigraden Fußstellung geworden. Auf der anderen Seite ist es gleichfalls als eine Alternative zu den traditionellen operativen Maßnahmen an der unteren und oberen Extremität anzusehen. In einigen ganz speziellen Fällen kann es auch hilfreich bei neuromuskulären Skoliosen sein.

▪ Literatur

Ahnert-Hilger G, Bigalke H (1995) Molecular aspects of tetanus and botulinum a neurotoxin poisoning. Prog Neurobiol 46:83–96

Bernius P, Döderlein L, Siebel A, Senst S, Tenger A (1999) Botulinumtoxin, Anwendung in der Orthopädie, Hoffmann-Verlag

Bleck EE (1987) Prognosis and structural changes. In: Bleck EE (ed) Orthopedic Management in Cerebral Palsy, Mac Keith, Oxford, pp 121–141

Corry IS, Cosgrove AP, Walsh EG, Mc Clean D, Graham HK (1997) Botulinumtoxin A in the hemiplegic upper limb: a double-blind trial. Dev Med Child Neurol 39:185–193

Corry IS, Cosgrove AP, Duffy CM, McNeill S, Taylor TC, Graham HK (1998) Botulinum toxin A compared with stretching casts in the treatment of spastic equinus: a randomised prospective trial. J Pediatr Orthop 18:304–311

Cosgrove AP (1995) Botulinumtoxin in the management of cerebral palsy. European Journal of Neurology 2:73-80

Cosgrove AP, Corry IS, Graham HK (1994) Botulinumtoxin in the management of the lower limb in cerebral palsy. Dev Med Child Neurol 36:386–396

Feldkamp M, Mathiass HH (1988) Diagnose der infantilen Zerebralparese im Säuglings- und Kindesalter, Georg Thieme Verlag, Stuttgart, New York, 2. Aufl.

Feldkamp M (1996) Das zerebralparetische Kind, Pflaum Verlag

Forssberg H, Tedroff KB (1997) Botulinumtoxin A Treatment in cerebral palsy: Intervention with poor evaluation? Dev Med Child Neurol 39:635–640

Gooch JL, Sandell TV (1996) Botulinumtoxin for spasticity and athetosis in children with cerebral palsy. Archives of Physical Medicine & Rehabilitation 77:508–511

Heinen F, Korinthenberg R, Stücker R, Deuschl G (1995) Dystonic posture of lower extremities associated with myelomeningocele: successful treatment with botulinum A toxin in a six-month-old child. Neuropediatrics 26:214–216

Heinen F, Mall V, Korinthenberg R (1997) Torticollis spasmodicus. Monatsschrift für Kinderheilkunde 145:395–396

Heinen F, Mall V, Wissel J, Bernius P, Stücker R, Philipsen A, Korinthenberg R (1997) Botulinumtoxin A: Neue Möglichkeiten in der Behandlung spastischer Bewegungsstörungen. Monatsschrift für Kinderheilkunde 145:1088–1092

Heinen R, Wissel J, Philipsen A, Mall V, Leititis JU, Schenkel A, Stücker R, Korinthenberg R (1997) Interventional neuropediatrics: Treatment of dystonic and spastic muscular hyperactivity with Botulinumtoxin A. Neuropediatrics 28:307–313

Hesse S, Lucke D, Malezic M, Bertelt C, Friedrich H, Gregoric M, Mauritz KH (1994) Botulinumtoxin treatment for lower limb extensor spasticity in chronic hemiparetic patients. J Neurol Neurosurg Psychiatry 57:1321–1324

Lees AJ (1997) Children Undergoing Treatment with Botulinum Toxin: The Role of the Physical Therapist. Muscle & Nerve Suppl 6:194–207

Mall V, Heinen F, Linder M, Philipsen A, Korinthenberg R (1997) Treatment of cerebral palsy with botulinum toxin A: functional benefit and reduction of disability. Three case reports. Ped Rehab 1:235–237

Naumann M, Hefter H, Heinen F (1999) Dysport, Klinische Anwendung von Botulinumtoxin, Uni-Med-Verlag Bremen

Nuzzo RM, Walsh S, Boucherit T, Massood S (1997) Counterparalysis for Treatment of Paralytic Scoliosis With Botulinumtoxin Type A. American Journal of Orthopedics March, pp 201–207

Senst S, Schöttler M, Feldkamp M, Rolauffs B (1995) Langfristige Ergebnisse bei minimal-invasiver Operationstechnik zur Therapie der Hüftluxation bzw. Hüftsubluxation bei Kindern mit ICP. Orthop Praxis 1:48–51

Sutherland DH, Kaufman KR, Wyatt MP, Chambers HG (1996) Injection of botulinum A toxin into the gastrocnemius muscle of patients with cerebral palsy: a 3-dimensional motion analysis study. Gait & Posture 4:269–279

Zelnik N, Giladi N, Goikhman I, Keren G, Moris R, Honigman S (1997) The Role of Botulinumtoxin in the treatment of Lower Limb Spasticity in Children with Cerebral Palsy – a Pilot Study. Israel J Med sciences 33/2:129–133

5 Postoperative Kinderrehabilitation nach neuromuskulär bedingten Hüftleiden

A. Fujak, H.-R. Casser, R. Krauspe

▓ Einleitung

Die Kinderrehabilitation im Rehabilitationsklinikum Staffelstein beinhaltet zwei Schwerpunkte:

- *Die Frührehabilitation nach orthopädischen und neuroorthopädischen Operationen.* Sie sichert das Operationsergebnis und ermöglicht den Kindern, ihren Rhythmus und ihr Vertrauen in die Funktionsfähigkeit ihres Körpers zu finden. Durch „Rooming-In" bleiben Kinder und Bezugspersonen zusammen, die Eltern können ihr Kind zu den Anwendungen begleiten, die Fortschritte beobachten und sich mit der postoperativen Situation vertraut machen.
- *Die Rehabilitationsbehandlung als Intervallförderung.* Sie bietet Kindern mit chronischen Erkrankungen die Möglichkeit, die bisher erworbenen Fähigkeiten auszubauen oder zumindest einem Funktionsverlust entgegen zu wirken. Sie dient darüber hinaus der Ausschöpfung aller konservativen Möglichkeiten vor einer Operation und hilft bei der Planung des operativen Vorgehens. Voraussetzung hierfür ist eine enge Zusammenarbeit mit den Eltern und den ambulant tätigen Ärzten und Therapeuten.

Grundlage dieser Schwerpunkte ist ein individuell auf das Alter und den Entwicklungsstand abgestimmtes, dem jeweiligen Krankheitsstadium entsprechend angepaßtes *interdisziplinäres Therapiekonzept.* Das Staffelsteiner Rehabilitationsteam setzt sich zusammen aus Orthopäden, Neurologen, Physiotherapeuten, Sporttherapeuten, Sprachtherapeuten, Ergotherapeuten, Psychologen und Kinderschwestern. Die Kinderstation wird regelmäßig von einer Fachärztin für Kinderheilkunde betreut.

Den wichtigsten Teil der Behandlung übernehmen die Physiotherapeuten und die Ergotherapeuten. Was die Physiotherapeuten an Bewegungsmustern anbahnen wird von den Ergotherapeuten spielerisch auf die Alltagsaktivitäten übertragen. Wenn es die Wundheilung und die kardiopulmonale Situation zuläßt, bietet die Bewegungstherapie im Wasser oder sogar in der Thermalsole eine Motivationssteigerung und einen besonderen Förderungsschub für das Kind.

Das Indikationsspektrum umfaßt die infantile Zerebralparese (ICP), Dysmelien, Spina bifida, Arthrogryposis multiplex kongenita, Osteogenesis imperfecta, Achondroplasien und weitere angeborene Erkrankungen der Stütz- und Bewegungsorgane sowie Muskeldystrophien und spinale Muskelatrophien. Hinzu kommt die Behandlung typischer kinderorthopädischer Erkrankungen wie die kongenitale Hüftdysplasie (CDH), Epiphysiolysis capitis femoris, Morbus Perthes, Knochentumoren, Weichteilsarkome sowie Polytraumata und Folgezustände, einschließlich des Schädel-Hirn-Traumas.

In dieser Arbeit berichten wir über unsere Erfahrungen bei der postoperativen Kinderrehabilitation nach neuromuskulär bedingtem Hüftleiden.

▓ Patienten und Methoden

In dem Zeitraum vom 01.01.1996 bis 01.08.1999 wurden in der Neuroorthopädischen Kinderrehabilitation des Klinikums Staffelstein vornehmlich in Zusammenarbeit mit der Orthopädischen Universitätsklinik Würzburg 68 Kinder, davon 27 Kinder, 14 Jungen und 13 Mädchen, im Alter von 4–17 Jahre (MW 9,4 J., S_D 3,8 J.) nach Operation bei einem neuromuskulär bedingten Hüftleiden behandelt.

Die hier vorgestellte Untersuchung umfaßt 18 Kinder mit einer ICP, 8 Kinder mit einer Muskeldystrophie und ein Kind mit Spina bifida. 16 der Kinder waren von einer Tetraspastik betroffen und ein Kind von einer Hemispastik. 19 der Kinder wurden wegen einer Hüftdysplasie mit Luxation und 8 der Kinder wegen einer beidseitigen Hüftbeugekontraktur operiert. Überwiegend waren es mehrfachbehinderte Kinder mit oft multiplen Gelenkkontrakturen, progredienter Skoliose, Sehbehinderung, somatomotorischer und geistiger Retardierung, Anfallsleiden, Schwerhörigkeit, bronchopulmonaler Dysplasie, autoaggressiven Verhaltensweisen sowie weiteren kongenitalen Störungen. Bei 16 der Patienten wurde eine Hüftrekonstruktion, bei 11 Patienten eine varisierende derotierende Osteotomie (VDO), bei 7 Patienten eine kontrakturlösende Operation im Bereich des Hüftgelenkes, in einem Fall eine offene Hüftgelenksreposition und in 2 Fällen eine Resektionsarthroplastik mit Abduktionsosteotomie durchgeführt. Aufgrund begleitender Erkrankungen wurden bei 10 Patienten chirurgische Eingriffe auch außerhalb der Hüftgelenke durchgeführt. Dazu zählten Spondylodesen, kontrakturlösende Operationen der Knie- und Sprunggelenke, operative Behandlung bei Klumpfuß und Spina bifida.

Der Ausbildungsstand und die entsprechende pädagogische Förderung der Kinder ist der Tabelle 1 zu entnehmen.

Bei der täglichen Körperpflege waren 12 der Kinder vollständig auf fremde Hilfe angewiesen, 6 Kinder benötigten nur wenig Hilfe und 9 Kinder waren in der Lage, die tägliche Körperpflege selbständig zu erledigen. Die Eingruppierung in die Pflegestufe sowie der anerkannte Behinderungsgrad der behandelten Patienten wird in der Tabelle 2 dargestellt.

Tabelle 1. Pädagogische Förderung und Ausbildung

Pädagogische Förderung und Ausbildung	Pat. (N 27)
◼ Zuhause durch Eltern	1
◼ Behindertenkindergarten	5
◼ Kindergarten	1
◼ Behindertenzentrum	7
◼ Körperbehindertenschule	5
◼ Grundschule	3
◼ Hauptschule	1
◼ Gymnasium	4

Tabelle 2. Grad der Behinderung und anerkannte Eingruppierung in die Pflegestufe der behandelten Patienten

GdB	Pat. (N 27)	Pflegestufe	Pat. (N 27)
100%	13	III	16
80%	7	II	3
70%	2	I	3
60%	3	keine	5
50%	2		

Im Vordergrund der Behandlung stand in den meisten Fällen die Sicherung des OP-Ergebnisses, die Verbesserung der Mobilität, die Mobilisierung der Gelenke, die Kontrakturbehandlung, die Optimierung körperlicher Voraussetzungen, die Schulung der Alltagsaktivitäten sowie Erhaltung der Selbständigkeit, die Tonusregulation, die Verbesserung der Steh- u. Gehfähigkeit, die Transferschulung, die Optimierung der motorischen Kapazität, die muskuläre Stabilisierung (Kopfhaltung, Rumpf, Extremitäten), die Steigerung der körperlichen Leistungsfähigkeit, die Verbesserung der Körperwahrnehmung, des Gleichgewichts und der Koordination.

Die Schlüsselrolle in dem Therapiekonzept übernahm die tägliche auf jedes Kind individuell abgestimmte indikationsspezifische Krankengymnastik als Einzelbehandlung. Im Vordergrund stand die Mobilisation, die Kräftigung, die Alltagsschulung, die Gangschulung, die Schulung der Feinmotorik, das Rollstuhltraining und die Atemtherapie zur Verbesserung der Vitalkapazität, Thoraxmobilität und Sekretolyse. Bedarfsabhängig beinhaltete die krankengymnastische Therapie darüberhinaus Kontrakturbehandlung zur Verbesserung der Gelenksbeweglichkeit, Dehnungsübungen, Weichteilmobilisation, Übungen in der Bauchlage, Stehtraining im Stehtrainer, Übungen zur Rumpfstabilisierung, Übungen an der Bank und im Bar-

ren, Gleichgewichtstraining auf dem Pezziball, Mobilisation im Bewegungsbad mit und ohne Schwimmflügeln sowie weitere Übungen mit und ohne
Hilfsmitteln. Wir bevorzugten ein Konzept mit Elementen nach Bobath,
Vojta, PNF, Klein-Vogelbach, Cyriax, Mc-Millan, Petö, Perfetti, der manuel-
len Therapie und Osteopathie [1, 2, 4, 6, 14–16]. Das Behandlungskonzept
auf neurophysiologischer Grundlage nach Bobath hat heute einen festen
Platz in der Therapie von zerebralen Bewegungsstörungen. Es ist ein dynamisches, ganzheitliches Konzept auf Grundlage der Inhibition und Faszila-
tion zur Verbesserung des Tonus in Haltung und Bewegung sowie zur Verbesserung koordinierter Muskeltätigkeit [1, 2, 4]. Bei der Reflexfortbewe-
gung, einer neuro-kinesiologischen Behandlungsform nach Vojta, werden
durch Setzen verschiedener propriozeptiver Reize an definierten Körperzo-
nen bei bestimmten Ausgangsstellungen globale reziproke Bewegungsmuster provoziert [4, 14]. Durch die Propriozeptive Neuromuskuläre Fascilita-
tion (PNF) nach Kabat wird motorisches Lernen und Ausdauer gefördert.
Infolge von Stimulation der Propriozeptoren kommt es zur Erleichterung
des Zusammenspiels der neuromuskulären Mechanismen [4, 9]. Durch die
Anwendung von Osteopathie werden die Störungen manuell untersucht
und mit gezielten Techniken funktionell und strukturell behandelt.

Die Krankengymnastik wurde durch klassische Massage, Reflexzonen-
massage, Lymphdrainage, elektrotherapeutische sowie balneophysikalische
Maßnahmen ergänzt. Insbesondere die Mobilisation in der Thermalsole
wurde gut toleriert. Die Übungen im Bewegungsbad konnten bei 18 Patienten (67%) und im Thermalsolebecken bei 20 Patienten (74%) verordnet
werden.

Die zweite Säule des Behandlungskonzeptes war die Ergotherapie in
Form einer individuellen Einzeltherapie sowie Gruppentherapie für Kinder
zur Verbesserung der Koordinations- und Konzentrationsfähigkeit, Stabilisierung der Kopfhaltung, des Rumpfes und der Extremitäten unter Einsatz
verschiedener Übungen, Materialien und Techniken wie Gips, Seidenmale-
rei, Scherenschnitte, Peddigrohrarbeiten und andere. Die ergotherapeutische Behandlung beinhaltete abhängig von der Indikation beispielsweise
das Beüben des aufrechten Standes, Ballspiele zur Rumpfstabilisation, Ko-
ordinations- und Konzentrationstraining. Neuerdings werden kognitiv-the-
rapeutische Übungen nach dem Konzept von Perfetti unter Einsatz eines
speziell entwickelten Übungsmaterials durchgeführt. Geschult wird das ko-
gnitive Lösen bestimmter Aufgaben unter Nutzung verschiedener afferenter
Informationen [12].

Abhängig von der Grunderkrankung sowie den körperlichen und geistigen Voraussetzungen des Patienten führten wir auch ein unterstützendes
Muskeltraining zur Kräftigung und Stabilisierung der Muskelkraft und Hal-
tungsschulung sowie zur Gelenkmobilisierung in kindgerechter spieleri-
scher Form individuell und als Gruppentherapie durch. Im Rahmen einer
ausgewogenen Sporttherapie wurde die Optimierung der Ausdauer und
Kraft angesprochen. Bei Patienten mit Muskeldystrophie ist der Einsatz von
Sporttherapie besonders kritisch zu sehen. Vor jeder Verordnung von Ergo-

meter-, Laufband oder Theravitaltraining wurde die Indikation sorgfältig geprüft. Hier wurden nicht nur die orthopädisch-neurologischen Aspekte sondern auch die internistischen Erkrankungen und leistungslimitierende Faktoren berücksichtigt. An der Sporttherapie konnten 13 (48%) der Kinder teilnehmen.

Zusätzlich wurden nach Bedarf Logopäden, Psychologen und der Sozialdienst eingeschaltet. Die logopädische Betreuung war bei 19 Kinder (37%) erforderlich. Die Psychologen wurden in Einzelfällen konsultiert. Es handelte sich hier überwiegend um Verarbeitungsprobleme bei familiären Konflikten oder um psychologische Entwicklungsdiagnostik zwecks Festlegung und Optimierung weiterer pädagogischer Förderung. Einmal in der Woche trafen sich die Eltern unter Moderation des Psychologen, um die Erfahrungen und Anregungen miteinander auszutauschen und die Probleme gemeinsam zu besprechen.

Die erzielten Therapieergebnisse sind schwer in Zahlen oder Statistiken zu dokumentieren. Die Muskeltonusveränderungen konnten nicht immer mit der Ashworth-Skala ausreichend erfaßt werden. Die Beurteilung erfolgte durch einen klinisch erfahrenen Untersucher sowie aufgrund der Angaben der Patienten, der Eltern und Therapeuten.

▦ Ergebnisse

Grundsätzlich konnten die gestellten Therapieziele erreicht werden. Unsere Untersuchung zeigt, daß in 59,3% der Fälle eine deutliche Verbesserung der Stehfähigkeit und in 22,2% der Gehfähigkeit erzielt werden konnte. Insgesamt wurde die Mobilität von 18,5% der Patienten entscheidend verbessert. Es konnte beispielsweise einem Kind, daß vorher nur robben konnte, das Rollstuhlfahren beigebracht. Durch Erarbeiten der Sitzfähigkeit auf Basis der durch die durchgeführte Operation geschaffenen Voraussetzungen wurde in einigen Fällen die Rollstuhlversorgung ermöglicht oder weitgehend optimiert. In mehreren Fällen wurden Fortschritte in der Rollstuhlhandhabung oder eine Verlängerung der Gehstrecke erzielt. Die Zusammenstellung der Geh- und Stehfähigkeit zum Zeitpunkt der Aufnahme und bei der Entlassung zeigen die Tabellen 3 und 4.

Die Tabelle 5 faßt die Entwicklung der Mobilisation der Kinder vor der Operation bis zur Entlassung aus der stationären Rehabilitationsbehandlung zusammen. Hier handelt es sich im Gegensatz zur Gehfähigkeit um die Art und Weise, wie die längeren Entfernungen im Alltag durch den Patienten zurückgelegt werden, z.B. der Weg zu den physikalischen Anwendungen, zum Essen usw.

Zum Zeitpunkt der Aufnahme tolerierten 14 der 27 Kinder (52%) nicht die vertikale Körperhaltung. Durch eine entsprechende krankengymnastische Behandlung und ergotherapeutische Förderung ist es uns gelungen, bei allen Patienten die vertikale Haltung zu erreichen. 6 Kinder (22%) tolerierten sie nur eingeschränkt, im Durchschnitt 15,8 min. (S_D 7,3 min.).

Tabelle 3. Gehfähigkeit

Gehfähigkeit (N 27 Pat.)	Bei Aufnahme	Bei Entlassung
Nicht gehfähig	21	18
Gehen nur in Begleitung mit Hilfe	1	2
Gehen selbständig		
Mit Gehapparat u. Gehwagen	1	2
Mit 2 Unterarmgehstützen	1	2
Freies Gehen	3	3

Tabelle 4. Stehfähigkeit

Stehfähigkeit (N 27 Pat.)	Bei Aufnahme	Bei Entlassung
Nicht stehfähig	13	2
Stehen nur im Stehtrainer	6	13
Mit Festhalten	4	8
Freies Stehen	4	4

Tabelle 5. Mobilisation

Mobilisation (N 21 Pat.)	Vor der Operation	Bei Entlassung
Bettlägerig	1	0
Robben	4	3
Rollstuhl mit Hilfe	10	10
Rollstuhl selbständig	6	8

Diese 6 Kinder besserten sich während der stationären Behandlung um durchschnittlich 25 min. (S_D 16,8 min.) auf 40,8 min. (S_D 23,9 min.). 7 Kinder (26%) zeigten bezüglich der vertikalen Körperhaltung von Anfang an keine Einschränkungen.

Bei allen Patienten konnte die Beweglichkeit der betroffenen kontrakten Gelenke durch gezielte intensive Behandlung erweitert werden. Bei spastischen Tonusveränderungen (63% unserer Patienten) konnte der Muskeltonus fast immer positiv beeinflußt werden. In den meisten Fällen kam es zur Steigerung der körperlichen Leistungsfähigkeit, Verbesserung der Körperwahrnehmung und der Koordination sowie der Optimierung der Muskelkraft.

In dem Gesamtkonzept der Förderung behinderter Kinder spielen die Hilfsmittel und Orthesen eine sehr wichtige Rolle. Die Mehrheit der Patien-

Tabelle 6. Die wichtigsten Hilfsmittel und Orthesen

Hilfsmittel und Orthesen	Mehrfachnennungen (N 27 Pat.)
Keine Orthesen	4
Rollstuhl	17
Lagerungsschale	15
Stehapparat, Stehbrett	9
Sitzschale	5
Schienen für untere Extremitäten	4
Orthop. Schuhe	4
Stehtrainer	3
Gehapparat	3
Innenschuh	1

ten benötigte entsprechend dem Krankheitsbild oft mehrere Hilfsmittel und Orthesen (siehe Tabelle 6). Durch die neu entstandene Situation mußten die vorhandenen Hilfsmittel und Orthesen bei den meisten Patienten neu verordnet oder angepaßt werden. Dadurch konnte die Mobilität und Selbständigkeit des Patienten sowie die Pflege und insgesamt die Lebensqualität wesentlich verbessert und optimiert werden.

Vor der Rehabilitationsbehandlung verbrachten die Kinder im Durchschnitt 18,2 Tage in der operativen Klinik (S_D 12,1 Tage, min. 4 Tage, max. 51 Tage). Der durchschnittliche Aufenthalt in der Rehabilitationsklinik betrug 33,2 Tage (S_D 10,4 Tage, min. 14 Tage, max. 56 Tage). In 78% der Fälle war während des stationären Aufenthaltes eine Begleitperson, meistens die Mutter anwesend.

Zum Zeitpunkt der Entlassung waren alle Kinder und Eltern mit dem Verlauf zufrieden. Dies liegt unter anderem daran, daß die bei Aufnahme definierten Therapieziele realistisch gesetzt waren und die Möglichkeiten mit den Patienten und Eltern genau besprochen wurden. Durch einen engen Kontakt zwischen den Kinder, den Eltern, den Therapeuten und führenden Ärzten während der gesamten Behandlung können die Enttäuschungen rechtzeitig abgefangen und die gestellten Ziele dem Verlauf angepaßt werden.

■ Diskussion

Aufgrund unserer Untersuchungen und Analyse sehen wir eindeutig die Indikation zu einer stationären Rehabilitationsbehandlung in postoperativer Versorgung, insbesondere postakuter Behandlung schwer körperlich und zum Teil auch geistig behinderter Kinder (Mehrfachbehinderter) nach orthopädischen und neurochirurgischen Eingriffen an den Gliedmaßen und der Wirbelsäule.

Von seiten der großen Behandlungszentren im Akutbereich wie auch von den Heimen und Schulen für Körperbehinderte wird oft über ein deutliches Versorgungsdefizit in der postoperativen Nachsorge schwerbehinderter Kinder geklagt.

Die postoperative Nachsorge (Frührehabilitation) ist gekennzeichnet durch eine intensive ärztliche Überwachung des klinischen Verlaufs mit individueller Anpassung des Therapieplanes. In häuslicher Umgebung des Patienten sind die interdisziplinären Therapiemöglichkeiten durch Mangel an fachärztlichen und fachtherapeutischen Kräften sowie durch räumliche und zeitliche Koordinationsprobleme bei der erforderlichen Komplextherapie erheblich eingeschränkt.

Im Vergleich zu einem gesunden Kind beobachten wir bei allen unseren Patienten eine unterschiedlich ausgeprägte verminderte Belastbarkeit, die auf die Grunderkrankung zurückzuführen ist. Insbesondere bei den zerebralparetischen Kindern handelt es sich um eine zentrale Dysfunktion, bei der die motorische Behinderung nur ein Teilsymptom darstellt [4]. Nach einem chirurgischen Eingriff, der im eigentlichen Sinne eine symptomatische Behandlung dieses Teilaspektes darstellt, liegt die Aufgabe der Rehabilitation in der Berücksichtigung des gesamten Krankheitsbildes und dessen Eigendynamik. Dies spielt auch eine entscheidende Rolle bei der Indikationsstellung zur Operation vor allem in bezug auf die Auswahl des richtigen Zeitpunkts. Es ist bekannt, daß die Entwicklung des Kindes mit einer Zerebralparese nicht nur langsamer ist, sondern häufiger einen abnormen Verlauf zeigt [1]. Mit Verbesserungen im Bereich der motorischen Kapazität kann sogar bis ins Erwachsenenalter gerechnet werden. Der Verlauf ist nicht immer vorhersehbar. Aus dieser Perspektive gewinnt eine wie von uns vorgestellte Rehabilitation der Kinder in allen Stadien der Entwicklung und besonders nach so entscheidenden Ereignissen wie eine umfangreiche Operation an Bedeutung. Diese Art von einer interdisziplinären Entwicklungsförderung darf nicht unterschätzt werden und ist aus unserer Sicht durch ambulante Maßnahmen nicht zu ersetzen. Die Behandlung, insbesondere die Rehabilitation, eines behinderten Kindes erfordert Zeit und Geduld, die man auch den Eltern und dem kleinen Patienten vermitteln muß. Außerhalb der gewohnten Umgebung lernen die Kinder die Umwelt anders wahrnehmen und entdecken dadurch neue Handlungsmöglichkeiten, die therapeutisch gezielt eingesetzt werden können.

Bei den Kindern mit einer Muskeldystrophie handelt es sich vor allem um postoperative Wiederherstellung sowie Optimierung der motorischen Restkapazität. Die kontrakturlösende Operation bietet eine Stabilisierung und Erweiterung der motorischen Fähigkeiten, erfordert jedoch einer neuen Entwicklung oder Veränderung im Bereich der bereits bestehenden Kompensationsmechanismen. Durch entsprechendes therapeutisches Programm versuchen wir dem Kind die Anpassung zu erleichtern.

Oft ist die Rehabilitation erst nach Beendigung der Ruhestellung sinnvoll, z.B. nach Abnahme von Becken-Bein-Fuß-Gips nach Hüftrekonstruktion, in einigen Fällen dagegen direkt im Anschluß an die Operation, z.B.

rasche Mobilisation nach kontrakturlösenden Operationen. Dadurch ist eine Verkürzung der akutstationären Liegezeit möglich.

Grundsätzlich ist jedes Kind nach einem operativen Eingriff wegen eines neuromuskulär bedingten Hüftleiden für die Rehabilitationsbehandlung geeignet. Abhängig von der Belastbarkeit des Kindes, seiner motorischen und geistigen Kapazität sowie Kooperationsbereitschaft muß das Therapieprogramm sehr individuell gestaltet werden. Daher sind hier keine festen Schemata zu erwarten. Abhängig von dem gesamten Krankheitsbild sind die therapeutischen Schwerpunkte zu setzen. Mit breiter Behandlungspalette wollen wir die komplette zentralnervöse Einheit ansprechen und die Gehirnleistung steigern. Durch eine Synthese der Teilaspekte in der Therapie wird das gesamte Krankheitsbild angesprochen. Nur auf diesem Weg ist eine sinnvolle Behandlung der bestehenden motorischen Defizite möglich. Dieser Aspekt spiegelt sich in allen auf der neurophysiologischen Basis aufgebauten Techniken [1, 2, 4, 14, 16].

Ein weiterer wichtiger Bestandteil der komplexen Behandlung ist die Hilfsmittelversorgung. Sie ist eine feste Komponente des gesamten Förderungskonzeptes und beinhaltet außer rein medizinischen auch soziale und pädagogische Aspekte [10]. Nach der Operation besteht oft die Notwendigkeit die Hilfsmittel den neu entstandenen Bedürfnissen und veränderten körperlichen Voraussetzungen anzupassen, umgestalten oder neu zu verordnen. Dieses ist die Aufgabe des gesamten Teams. Eine optimale Versorgung ist nur in Zusammenarbeit des behandelnden Arztes, mit dem Patienten, den Eltern, dem Ergotherapeuten, Krankengymnasten, Orthopädietechniker, Psychologen und nicht selten unter Einbeziehung der Lehrer in der Schule oder im Internat möglich. Oft muß das Kind und die Angehörigen unter fachlicher Aufsicht die Handhabung und Umgang mit dem Gerät erlernen. Die Angehörigenschulung ist in diesem Fall außergewöhnlich wichtig. Aus Erfahrung wissen wir, wie schwer dies in häuslicher Umgebung zu realisieren ist. In unserer Klinik bestehen die Möglichkeiten, unterschiedliche Geräte auszutesten und nach umfangreicher Beratung sich für das richtige zu entscheiden.

Wir haben uns mit Erfolg bemüht, den Eltern Vertrauen in die Fähigkeiten ihrer Kinder zu vermitteln. Ohne Zweifel profitieren auch die Eltern von der Teilnahme an der Rehabilitationsmaßnahme des Kindes. Die Unterstützung und Schulung der Eltern spielt eine sehr wichtige Rolle. Nicht selten entsteht für die Familie nach einem operativen Eingriff eine neue Situation, die gewisse Umstellung und organisatorische Probleme mit sich bringt. Die stationäre Behandlung bietet dem Kind und den Eltern die Möglichkeit einer ungestörten Konzentration auf die veränderte Situation und Vorbereitung auf die ambulante Weiterbetreuung und den Alltag mit der Chance einer Neuorientierung.

Ähnlich wie Wiebel-Engelbrecht [11] kommen wir zu dem Entschluß, daß eine intensive kompakte Therapie eine effektive Form der Entwicklungsförderung darstellt, größere Selbständigkeit fördert und die anschließende Integration in die häusliche Umgebung erleichtert. Auch wir bestätigen die positive Erfahrung mit Einsatz vielfältiger auf die Bedürfnisse des Patienten angepaßter Elemente verschiedener Therapierichtungen statt Vorgehens nach festem Schema einer Therapieschule [16].

Zusammenfassung

In dem Zeitraum vom 01.01.1996 bis 01.08.1999 wurden in der Neuroorthopädischen Kinderrehabilitation des Klinikums Staffelstein vornehmlich in Zusammenarbeit mit der Orthopädischen Universitätsklinik Würzburg 68 Kinder, davon 27 Kinder nach Operation bei einem neuromuskulär bedingten Hüftleiden behandelt.

Die hier vorgestellte Untersuchung umfaßte 18 Kinder mit einer Infantilen Zerebralparese, 8 Kinder mit einer Muskeldystrophie und ein Kind mit Spina bifida. 19 der Kinder wurden wegen einer Hüftdysplasie mit Luxation und 8 der Kinder wegen einer beidseitigen Hüftbeugekontraktur operiert.

Die Behandlung war auf das Alter und den Entwicklungsstand des Kindes abgestimmt und dem jeweiligen Krankheitsstadium angepaßt. Wir erstellten für jedes Kind ein komplexes interdisziplinäres Therapieprogramm unter Berücksichtigung des gesamten Krankheitsbildes und dessen Eigendynamik. Es wurden verschiedene Therapiemethoden eingesetzt und kombiniert. Die Eltern wurden in das Behandlungskonzept mit einbezogen.

Aufgrund unserer Untersuchung stellen wir fest, daß grundsätzlich jedes Kind nach einer Operation wegen eines neuromuskulär bedingten Hüftleiden von einer Rehabilitationsbehandlung profitiert.

Unser Ziel ist es, in der entscheidenden postoperativen Phase eine mögliche Versorgungslücke zwischen operierender Klinik und Versorgung zu Hause bzw. im Heim zu vermeiden.

Literatur

1. Bobath B, Bobath K, Dt. Übers. Staehle-Hiersemann E (1994) Die motorische Entwicklung bei Zerebralparesen. 4. unveränderte Auflage Thieme, Stuttgart New York
2. Bobath B, Dt. Übers. Matthiaß HH, Feldkamp M, Boroske A (1986) Abnorme Haltungsreflexe bei Gehirnschäden. 4. überarbeitete Auflage Thieme, Stuttgart New York
3. Bower E, McLellan DL (1992) Effect of increased exposure to physiotherapy on skill acquisition of children with cerebral palsy. Develop Med Child Neurol 34:25–39
4. Feldkamp M, von Aufschneiter D, Baumann JU, Danielcik I, Goyke M (1989) Krankengymnastische Behandlung der Infantilen Zerebralparese. 4. neu bearb. Auflage Pflaum, München
5. Forst J, Forst R (1999) Lower limb surgery in Duchenne muscular dystrophy. Neuromusc Disord 9:176–181
6. Forst R, Forst J (1990) Krankengymnastik nach operativer Kontrakturbehandlung bei Duchenne-Muskeldystrophie. Krankengymnastik 42:138–142

7. Forst R, Hausmann B, Rienäcker B (1984) Zur krankengymnastischen Behandlung der Duchenne-Muskeldystrophie. Krankengymnastik 36:81–85
8. Harris SR (1990) Efficacy of physical therapy in promoting family functioning and functional independence for children with cerebral palsy. Ped Phys Ther 2:160–164
9. Hedin-Andén S (1994) PNF-Grundverfahren und funktionelles Training. Bank- und Mattentraining Gangschulung. Fischer, Stuttgart Jena New York
10. Kalbe U (1995) Hilfsmittelversorgung bei Kindern mit Körperbehinderungen. Leitlinien zur Indikation, Auswahl und Anpassung. Fischer, Stuttgart Jena New York
11. McDonald CM (1995) Rehabilitation of children with spinal dysraphism. Neurosurg. Clin N Am 6 (2):393–412
12. Perfetti C (1997) Der hemiplegische Patient. Kognitiv therapeutische Übungen. Pflaum, München
13. Rost R (1998) Sportmedizinische Aspekte bei Kindern und Jugendlichen. Z ärztl Fortbild Qualitätssich 92 (2):85–91
14. Vojta V (1988) Die zerebralen Bewegungsstörungen im Säuglingsalter. Frühdiagnose und Frühtherapie. 5. durchgesehene Auflage Enke, Stuttgart
15. Weimann G (1994) Neuromuskuläre Erkrankungen: Grundlagen, Krankengymnastik, Physikalische Therapie, Ergotherapie. Pflaum, München
16. Wiebel-Engelbrecht I, et al (1999) Kinder-Intensiv-Therapie (KIT) – Interdisziplinäre Förderung mehrfach behinderter Kinder mit Erfolgskontrolle. Krankengymnastik 51:30–43

6 Erfahrungen in der Behandlung der Spina bifida und Meningomyelocele

J. Correll

■ **Kurzfassung.** Die MMC ist im Vergleich zu früher eine seltener gewordene Erkrankung geworden. Die Behandlungsprinzipien unterscheiden sich wesentlich von „normalen" kinderorthopädischen Erkrankungen. Das funktionelle Denken steht weit im Vordergrund und bestimmt das Vorgehen. Die Rezidivgefahr ist bei Operationen groß. Iatrogene Schäden sind bei der Behandlung durch den nicht erfahrenen Arzt groß.

■ Einleitung

Auch wenn sich im Laufe der letzten Jahrzehnte große Fortschritte bei der Behandlung der Kinder mit einer Myelomeningocele erzielen ließen, darüberhinaus auch neuartige Behandlungsprinzipien entwickelt wurden, so bietet die Behandlung der betroffenen Kinder dennoch einige Besonderheiten, die sich grundlegend von denen bei anderen kinderorthopädischen Erkrankungen unterscheiden.

Unabhängig von detaillierten Überlegungen sollte bei Kindern mit MMC das gleiche gelten, wie bei gesunden: soweit es die Behinderung zuläßt, sollen die Kinder in die Lage versetzt werden, die gleichen Tätigkeiten altersgemäß und der individuellen Entwicklung angepaßt zu bewältigen. Ein weiterer wichtiger Grundsatz besteht darin, daß nur diejenigen Operationen erfolgen sollen, die für eine Funktionsverbesserung wichtig sind oder eine Verschlechterung zu vermeiden helfen.

■ Behandlungsgrundsätze

Die überwiegende Mehrzahl der Kinder hat einen ventilpflichtigen Hydrocephalus. Zudem besteht sehr häufig eine zentrale cerebrale Bewegungsstörung, die in Anbetracht der eindrucksvoll im Vordergrund stehenden angeborenen Querschnittlähmung oft nicht richtig erfaßt wird. Dies bedeutet, daß die Kinder durch ihre periphere Lähmung primär, aber natürlich auch zusätzlich durch die zentrale Bewegungsstörung in ihrer Mobilität eingeschränkt sind.

▓ Konservative Therapie

Mit Krankengymnastik, fast immer auf neurophysiologischer Basis, versucht man, die Bewegungsstörungen zu therapieren. Die Möglichkeiten der Krankengymnastik dürfen nicht überbewertet werden, obwohl es in den meisten Fällen gelingt, die Auswirkungen der Krankheit zumindest zu verringern. Das besondere an der Krankengymnastik auf neurophysiologischer Basis besteht darin, daß versucht wird, die Bewegungssteuerung im ZNS durch geeignete Reize so weit zu fördern, daß die Willkürmotorik verbessert wird. Dies ist im Rahmen der Grunderkrankung nur beschränkt möglich.

Zusätzlich hat sich in den letzten Jahren außerordentlich bewährt, Manualtherapie oder verwandte Therapien durchzuführen. Hierdurch lassen sich die durch die muskuläre Imbalance unterhaltenen Kontrakturen meist bessern.

Unterstützt werden muß die krankengymnastische Behandlung durch technische Hilfsmittel, die alle Facetten von der Lagerungsschiene bis zur reziproken Gehorthese mit angeschlossenem Korsett zeigen. Ein Grundsatz für die Hilfsmittelversorgung gilt immer: So wenig wie möglich, so viel wie nötig.

In den letzten Jahren wurden die Hilfsmittel zunehmend funktioneller gestaltet. Dies bedeutet, daß man versucht hat, vorhandene Bewegungsmöglichkeiten des Kindes auszunützen, die Orthesen weniger starr, sondern eher funktionell aufzubauen, und sie individuell nicht nur in der Paßform, sondern auch der Behinderung des Kindes anzupassen. Besonders beeinflußt wurde das funktionelle Denken durch Ferrari, der in den 80er Jahren seine Ideen entwickelte.

Wir unterscheiden bei den technischen Hilfsmitteln Lagerungsorthesen und Gehorthesen.

Die Lagerungsorthesen werden vorzugsweise während des Schlafes eingesetzt, sie versuchen Kontrakturen zu korrigieren oder zumindest einer Verschlechterung entgegen zu wirken. Bei der Anfertigung dieser Hilfsmittel müssen wir bedenken, daß in höchstem Maße Druckstellengefährdung besteht, daß darüber hinaus auch zu starke Korrekturen nicht erfolgen dürfen. Diese könnten eine Knorpelschädigung nach sich ziehen, außerdem (siehe unter Frakturen) Frakturen bewirken. Meistens werden Hilfsmittel nur für die unteren Extremitäten, gegebenenfalls auch für den Rumpf gegeben. Die Kniegelenke lassen sich relativ gut durch Schienen beeinflussen, da die Hebelverhältnisse günstig sind. Nur sehr schwer kann eine Hüftgelenkbeugekontraktur oder gar die für die Kinder funktionell so üble Froschkontraktur damit behandelt werden. Bei der Versorgung der Füße dürfen diese nicht einfach gelagert oder gequengelt werden, sondern müssen entsprechend der Fehlform korrigiert werden. Aus diesem Grunde sind in der Regel die früher üblichen L-förmigen Schienen, aber auch die von uns vor über einem Jahrzehnt entwickelten Aschauer Dynamische Nachtschiene oder Aschauer Donald-Duck-Schiene nicht mehr sinnvoll. Mit einer ringförmigen Fassung entsprechend den Prinzipien der Talus-Repositions-Ringorthese nach Baise kann die Stellungskorrektur einschließlich der notwendigen Rotationskorrektur an der richtigen Stelle einwirken. Gerade die Rotationskorrekturorthesen ermöglichen uns auch an den Kniegelenken, Rotationsfehler, die grunderkrankungsbedingt auftreten können und häufig übersehen werden, zu korrigieren. All diese Schienen sind äußerst kompliziert anzufertigen und erfordern sowohl einen erfahrenen Techniker wie auch großes fachliches Können (Correll 1989).

■ Operative Therapie

Bei Scheitern der konservativen Möglichkeiten und dem berechtigten Wunsch nach einer Funktions- oder Stellungsverbesserung raten wir zu operativem Vorgehen.

Im folgenden wird nach anatomischen Regionen untergliedert, um die Übersichtlichkeit zu erhöhen. Wir dürfen jedoch nicht vergessen, daß sich isolierte Funktionsverbesserungen an einzelnen Gelenken im allgemeinen für den Patient nicht auszahlen, sondern die Funktion der unteren Extremitäten in der Gesamtschau, insbesondere auch in Abhängigkeit vom Lähmungsniveau und der Gesamtsituation (z. B. geistige Behinderung) gesehen werden muß.

■ **Hüften.** Immer wieder entstehen Kontroversen, wie Hüftgelenke bei Spina bifida-Kindern zu behandeln sind. Hält man sich den eingangs erwähnten Grundsatz (die Funktion steht im Vordergrund) vor Augen, so wird man eine bei der Geburt vorliegende Hüftluxation, sei sie nun einseitig oder beidseitig, nicht nur unter dem Aspekt der Hüftluxation sehen. Man wird vielmehr die Gesamtsituation des Kindes mit ins Kalkül ziehen, wenn man eine weiterreichende Behandlung beginnt. Ist zu erwarten, daß das Kind aufgrund seines niedrigen Lähmungsniveaus gut oder sehr gut zum Laufen kommen wird, so ist es sinnvoll, die Hüften wie bei einem sonst gesunden Kind zu behandeln. Bei einem Kind mit höherem oder gar thorakalen Lähmungsniveau tritt eine Hüftluxation weitestgehend in den Hintergrund. Die Beurteilung der Schwere einer Hüftgelenkluxation darf sich nicht auf bildgebende Verfahren oder die klinische Untersuchung beschränken. Vielmehr muß die Gesamtsituation des Kindes in die therapeutischen Überlegungen mit einbezogen werden. Bei der Hüftgelenkdysplasie oder -luxation darf deshalb nicht die normalerweise durchgeführte Therapie erfolgen, da diese nicht selten zu einem starken Funktionsverlust führen kann. Der routinemäßige Griff zur Beugespreizhose ist strikt untersagt und darf nur in besonderen Ausnahmefällen in enger Kooperation mit der Krankengymnastik, die jedwede Verschlechterung sofort erkennen und auf sie hinweisen muß, und nur bei sehr kooperativen Eltern erfolgen.

Operationen an der Hüfte sind in erster Linie funktionsverbessernde Eingriffe. Die Diagnose „Hüftluxation" an sich darf noch nicht zur Operation verleiten.

Noch vor relativ kurzer Zeit wurden die von Sharrard besonders propagierten Eingriffe mit Rekonstruktion des Hüftgelenkes und gleichzeitiger Transposition des m. psoas häufig durchgeführt. In der Zwischenzeit hat sich mehr die Ansicht durchgesetzt, daß weniger die reponierte Hüfte wichtig ist, als eine gut bewegliche. Ein Kind wird durch eine Hüftrekonstruktion auch in Verbindung mit einer Muskeltransposition nicht unbedingt einen echten Funktionsgewinn davontragen. Vielmehr wird möglicherweise die Hüfte zwar röntgenologisch ein gutes Bild bieten, jedoch funktionell schlecht werden. Nachdem noch dazu die Rezidivquote und Komplikationsrate im Verhältnis zu sonst gesunden Kindern sehr hoch ist, hat sich folgende Ansicht in den letzten Jahren zunehmend durchgesetzt:

Die Kontraktur, die sich konservativ nicht hat beseitigen lassen, wird operativ angegangen, damit volle Streckbarkeit zumindestens passiv erreicht wird. Die im Falle der Beugekontraktur nur zur weiteren und beim Gehen und Stehen natürlich unerwünschten Verstärkung der Beugung einsetzbaren Hüftbeuger (in erster Linie m. rectus femoris, m. sartorius und – etwas weniger – der m. tensor fasciae latae), sollen aus dem Zustand der aktiven Insuffizienz, in dem sie bei einer Beugekontraktur verharren, herausgebracht werden. Dies gelingt nur durch eine Verlagerung des Rumpfschwerpunktes dorsal des Hüftgelenkdrehpunktes. Dabei ist es unerheblich, ob die Hüfte reponiert, subluxiert oder luxiert ist. In dem Moment, wo das Becken passiv über den Rumpf aufgerichtet und balanciert werden kann, können die nunmehr funktionstüchtigen Hüftbeuger das Bein im Hüftgelenk aktiv beugen und damit eine Schreitbewegung ermöglichen (John-Wayne-Gang). Die Hyperlordose, die durch die Beckenverkippung erzwungen wird, wird hierdurch zumindest teilweise ausgeglichen (Correll 1990, Fraser e.a. 1992, Fraser e.a. 1995, Parsch u. Dimeglio).

■ **Eigene Untersuchungen.** Wir haben unsere ersten 55 nach dieser Philosophie operierten Hüftgelenke nachuntersucht und in allen Fällen mit einer einzigen Ausnahme eine Verbesserung der Ausgangssituation erzielen können. 18 der Hüftgelenke verbesserten sich so sehr, daß die Patienten nach dem Weichteileingriff sehr viel besser vertikalisiert werden konnten, als zuvor. Zum Teil konnten die präoperativ notwendigen Orthesen verringert oder ganz abgebaut werden.

Der Eingriff hat nichts mit der üblicherweise angeratenen Spinamuskelablösung, die wir aus unserer Erfahrung als alleinigen Eingriff ablehnen, zu tun.

Das Vorgehen ist sehr viel differenzierter: Die Hüftbeuger werden verlängert, so weit das Gewebe makroskopisch funktionstüchtig erscheint. Makroskopisch bindegewebig umgebaute Anteile der Muskulatur werden nicht verlängert, sondern nur durchtrennt. Penibelst muß darauf geachtet werden, daß die Nervenversorgung der verlängerten Muskelareale erhalten bleibt. Auf jeden Fall muß die Gelenkkapsel ebenfalls mit verlängert werden, wobei sich eine z-förmige Incision und Kapselnaht bei uns sehr bewährt hat. Im Gegensatz zu früher werden die Kinder heute gipsfrei nachbehandelt. Die Kinder können dadurch möglichst bald wieder vertikalisiert und wieder zum Laufen gebracht werden.

Umstellungsosteotomien an der Hüfte oder Hüftrekonstruktionen sind in Anbetracht der sehr erfreulichen funktionellen Erfolge durch unseren Weichteileingriff bei der Spina bifida sehr selten geworden.

▦ **Knie.** Die häufigste Fehlstellung der Kniegelenke ist die Beugekontraktur. In Abhängigkeit vom Lähmungsniveau können deutlich seltener jedoch auch Kniestreckkontrakturen auftreten. Insgesamt recht selten, jedoch immer wieder zeigen sich Hyperextensionskontrakturen, die bis hin zu einer Kniegelenkluxation gehen können. Natürlich wird man anfänglich nur konservativ vorgehen. Scheitern diese Maßnahmen, so muß versucht werden, operativ die volle Streckung, bzw. Beugung zu erreichen, ohne dabei eine entgegengesetzte Kontraktur in Kauf zu nehmen (Carstens, Marshall).

Bei der häufigeren Operation der Kniebeugekontraktur muß neben der Verlängerung funktionstüchtiger und der Durchtrennung funktionsloser Sehnen im allgemeinen auch die Kniegelenkkapsel dorsal vollständig durchtrennt werden. Gelingt dies nicht, so kann die volle Streckung im Kniegelenk auch nur schwer oder gar nicht erzielt werden. Bei einer stärkeren Beugekontraktur kann das Bein direkt postoperativ nicht in voller Streckung gelagert werden, da es sonst zu Nerven- und Gefäßverletzungen käme. Um dies zu vermeiden, muß durch tägliches Wechseln, bzw. tägliches Keilen des in diesen Fällen notwendigen Gipses die volle Streckung zügig nach der Operation erreicht werden. Wenn irgend möglich, werden die Kinder vollständig gipsfrei nachbehandelt. Sobald die Wundverhältnisse es zulassen, werden sie nach der Operation wieder vertikalisiert, um Folgeschäden zu vermeiden (Williams).

▦ **Füße.** Die bei weitem häufigste Fußdeformität ist der Klumpfuß, der den Kindern erhebliche Schwierigkeiten bereiten kann und die Vertikalisierung behindert. Unabhängig von der Art der Fußfehlform und ihrem Ausmaß müssen wir folgendes bedenken: nur ein plantigrad gestellter Fuß erlaubt es einem Kind, mit oder ohne Apparat die Füße ohne gesteigerte Gefahr von Druckstellen zu belasten. Bei der Erstoperation des Klumpfußes – der häufigsten Fußdeformität bei der Spina bifida – führen wir im allgemeinen die Operation nach McKay mit dem Cincinnatti-Zugang durch. Gegenüber der Originalmethode müssen die Besonderheiten der Grunderkrankung mitberücksichtigt werden. Dies bedeutet, daß wir beispielsweise Sehnen, die durch die Lähmung funktionslos sind, eher durchtrennen als nur verlängern. Sehnenverlagerungen müssen mit großer Zurückhaltung erfolgen, da es im Laufe der Zeit zu einer überschießenden Gegenreaktion kommen kann. Dies bedeutet, daß beispielsweise aus einem Klumpfuß ein Plattfuß entstehen kann. In Extremfällen, häufiger bei Folgeoperationen als bei Primäroperationen, muß auch der Talus vollständig entfernt werden.

Beim Hackenfuß hat sich sehr die Transposition funktionierender Dorsalextensoren bewährt, die es den Kindern ermöglicht, stabil und sicher zu gehen und die gefürchteten Folgen der Hackenfüßigkeit, nämlich die zunehmende Kniebeugekontraktur, zu vermeiden. Diesen Eingriff führen wir im allgemeinen erst im Schulalter durch, da die Ergebnisse besser sind, wenn die Kinder vernünftig kooperieren können.

Beim älteren Kind setzen wir bei extremen Verhältnissen oder wenn die Kinder bereits mehrfach voroperiert zu uns kommen, die Ilisarov-Methode auch bei der MMC erfolgreich ein. Die anfängliche Methode, die dem Fuß ein plantigrades Auftreten und eine in Relation zur Kniegelenkquerachse physiologische leichte Außenrotation brachten, haben wir inzwischen zugunsten einer differenzierteren Vorgehensweise verlassen. Diese soll im folgenden skizziert werden:

Durch herkömmliche, teils veraltete Operationsmethoden, die im deutschsprachigen Raum immer noch gang und gäbe sind, wird ein Großteil der Klumpfüße auch von MMC-Kindern falsch behandelt. Es stellt sich als Folge der Behandlung und nicht lähmungsbedingt eine Außenrotationsfehlstellung des Unterschenkels ein, so daß die Knöchelgabel und damit die Bewegungsachse des oberen Sprunggelenkes über ihr physiologisches Ausmaß nach außen gedreht wird. Hierdurch würde bei einer bloßen Korrektur des Klumpfußes in Relation zur Sprunggelenkachse der Fuß um bis zu 70–80 Grad nach außen gedreht stehen. Wir können durch den Einsatz der Ilisarov-Methode auch in extremen Fällen die Außenrotationsdeformität des Unterschenkels korrigieren oder auf physiologische Werte bringen und gleichzeitig den Fuß um den Talus herum in die physiologische Stellung zur Sprunggelenk- und (korrigierten) Kniegelenkbewegungsachse bringen. Hierdurch erhalten die Kinder optimale Voraussetzungen für spätere Beweglichkeit, die, bedingt durch die Grunderkrankung, natürlich meist stark eingeschränkt ist. Wir haben Erfahrungen mit der Ilisarov-Methode an über 75 Füßen, wobei wir die Indikation in allen Fällen extrem streng gesehen und die Ilisarov-Methode nur dann eingesetzt haben, wenn herkömmliche Operationsverfahren nicht mehr möglich waren. Die Ergebnisse unserer Operationen sind in Anbetracht der Grunderkrankung und Ausgangslage sehr erfreulich. Zudem erlaubt die Ilisarov-Methode, die Kinder sehr früh postoperativ zu vertikalisieren. Bereits spätestens eine Woche nach der Operation dürfen die Kinder wieder voll belasten und gehen. Dies ist bei der Gipsbehandlung nicht oder nur eingeschränkt möglich.

Der Talus vertikalis soll früh operiert werden. Im Gegensatz zu früher können wir heute durch die neuen Operationstechniken meist auf eine Astragalektomie (Talusentfernung) verzichten.

▮ **Wirbelsäule.** Durch die Krankengymnastik auf neurophysiologischer Grundlage versuchen wir, die Skoliosenentwicklung bei Kindern mit MMC möglichst hintan zu halten. Oft sind der konservativen Therapie jedoch

Grenzen gesetzt. Wir müssen sehr individuell vorgehen, da die Ursache der Skoliose bei MMC-Kindern sehr unterschiedlich sein kann. Die Skoliose kann lähmungsbedingt sein, jedoch auch durch Fehlbildung der Wirbelsäule an sich im Rahmen der Grunderkrankung. Die neurologische Mitursache der Skoliose macht eine Behandlung oft sehr schwierig. Merkt man, daß die Skolioseentwicklung sich durch Krankengymnastik und gegebenenfalls durch eine Korsettversorgung nicht in den Griff bekommen läßt, so muß durch eine Kernspin-Untersuchung herausgefunden werden, ob nicht möglicherweise eine Diastematomyelie, ein tethered cord oder ähnliche Fehlbildungen vorliegen. Diese machen häufig jeden Erfolg der konservativen Behandlung zunichte. Die Untersuchung muß auf alle Fälle dann erfolgen, wenn sich die funktionelle Situation der unteren Extremitäten (Kontrakturen, Muskelfunktion usw.) neurogen verschlechtert. Nicht selten muß dann ein neurochirurgischer Eingriff erfolgen, bevor die Wirbelsäule therapeutisch angegangen werden kann. Die Entscheidung zur oder gegen eine Operation der Wirbelsäule muß sich am Zustand des Kindes orientieren; eine pauschale Regelung hierfür gibt es nicht. Entgegen immer wieder geäußerter Meinung ist eine einseitige Hüftluxation nicht unbedingt ursächlich für eine Skoliose. Wegen einer Skoliosenentwicklung sollte deshalb auch nicht eine einseitige Hüftluxation operativ versorgt werden.

Iatrogene Schäden

Die Seltenheit des Krankheitsbildes MMC in der normalen orthopädischen Praxis bringt es mit sich, daß oft Unsicherheit bei der Behandlung dieser Kinder herrscht. Insbesondere werden die Gefahren, die den Kindern durch Vergleich mit nicht neurologisch kranken Kindern drohen, unterschätzt. Im folgenden sollen einige der Hauptschwierigkeiten, deren Folgen wir immer wieder sehen, beschrieben werden:

Frakturen: Knochenbrüche können bei Spina bifida – Kindern in den gelähmten Partien durch Minimaltraumen, z. B. bei der Krankengymnastik, auftreten. Ihre Diagnostik und Behandlung unterscheidet sich diametral von Brüchen bei sonst gesunden Kindern. Der Verdacht auf einen Knochenbruch muß dann geäußert werden, wenn bei den Kindern die betroffene Extremität in Gelenknähe oder auch diaphysär anschwillt. Die Schwellung kann so stark werden, daß Spannungsblasen auftreten. Weitere Zeichen sind örtliche und allgemeine Hyperthermie (Fieber!) und livide Verfärbung der betroffenen Extremität. Die Kinder haben im allgemeinen keine Schmerzen. Laboruntersuchungen zeigen allgemeine Entzündungszeichen, die auf einen generalisierten Infekt schließen lassen. Die Kinder können schwerst krank wirken.

Die klinische Untersuchung der Extremität zeigt oft nicht die klassischen Zeichen einer Fraktur, insbesondere dann, wenn diese in Gelenknähe vorliegt. Die leider viel zu selten durchgeführte Röntgenaufnahme zeigt uns häufig nur dann eine Fraktur, wenn diese diaphysär vorliegt. Die metaphysären oder epiphysären Frakturen lassen sich anfangs oft nicht röntgenologisch darstellen. Ein Frakturtyp, den wir nahezu ausschließlich bei MMC-Kindern sehen, ist die traumatische Epiphysenlockerung, wobei die Epiphyse in der Regel in situ bleibt.

Für die meisten Frakturtypen gilt, daß meist bereits innerhalb weniger Tage eine teilweise monströse Kallusbildung feststellbar ist. Diese kann, selbst bei einer Aitken I-Fraktur, die gesamte Diaphyse des Knochens umfassen und gibt oft Anlaß zu der fatalen Fehldiagnose einer Osteomyelitis oder Osteosarkoms. Leider erleben wir häufig, daß bei diesen Kindern sämtlicher diagnostischer apparativer Aufwand betrieben wird, um die beiden eben genannten Verdachtsdiagnosen zu erhärten. Da sich in Anbetracht des auffälligen Röntgenbildes und des traumatisch wirkenden klinischen Bildes der Verdacht einer Osteomyelitis oder eines Osteosarkoms meist nicht vollständig ausräumen läßt, werden die Kinder nicht selten unter einer Fehldiagnose operiert. Diese hat in der Regel fatale Folgen für die Kinder und kann zum vollständigen Verlust der gewonnenen Fähigkeiten hinsichtlich des Gehens usw. führen.

In unserem Patientengut, das über 1000 Kinder mit Spina bifida umfaßt, haben wir noch nie wegen dieser beiden Verdachtsdiagnosen weitere Maßnahmen ergreifen müssen. Wir weisen unsere Eltern mittels eines Merkblattes darauf hin, daß sie sich beim Auftreten der oben beschriebenen Symptome mit aller Macht gegen die gut gemeinte, aber fehlerhafte Diagnose der auf dem Gebiet der MMC unerfahrenen Ärzte zur Wehr setzen müssen und unter keinen Umständen Operationen von nicht kompetenter Seite durchführen lassen dürfen.

Brüche bei Spina bifida – Kindern müssen vollständig anders versorgt werden als bei eigentlich gesunden Kindern. Die funktionelle Betrachtung muß weit im Vordergrund stehen. Dies bedeutet, daß wir bei starken Schwellungen usw. die Orthesen, mit denen die Kinder ausgestattet sind, der Schwellung entsprechend anpassen und die Kinder dann damit sofort wieder vertikalisieren. Gut gemeinte länger dauernde Gipsbehandlung mit Bettruhe oder gar eine Versorgung mit dem Weber-Tisch können katastrophale Folgen für die Kinder nach sich ziehen. Es kann zu einer rapiden Knochenentkalkung kommen, die innerhalb von wenigen Wochen die Knochenbrüchigkeit massiv erhöht. Die Kinder erleiden dann Serienbrüche in schneller Folge, nicht wenige Kinder verlieren ihre Gehfähigkeit gänzlich.

Im allgemeinen müssen auch diaphysäre Brüche nicht operativ versorgt werden. Wohlgemeint eingebrachte Plattenosteosynthesen führen nicht selten zu weiteren Brüchen am Plattenrand, so daß auch hierdurch ein circulus vitiosus in Gang gesetzt wird, der die weitere Rehabilitation nicht selten unmöglich macht. Das Fazit dieser Gedanken soll sein, daß uns nicht der Knochenbruch beim Spina bifida-Kind an sich Sorgen macht, sondern die meist zwar wohlgemeinte, jedoch fehlerhafte Behandlung (Tabelle 1).

Hautläsionen: Viel größere Gefahr als bei Brüchen droht, wenn bei Spina bifida – Kindern Druckstellen, besonders an den Füßen oder am Gesäß auftreten. Deren Auswirkungen werden meist stark verharmlost, nutzlose Salbenbehandlungen über Monate und Jahre sind leider immer noch die

Tabelle 1. Vorgehen bei unklarer Schwellung am Bein (hoher Frakturverdacht)

▓ **Lokal:** Schwellung, Rötung, Hyperthermie, fast nie Crepitation oder Schmerzen.

▓ **Generalisiert:** Fieber, hohe Herzfrequenz, Kind wirkt oft schwerkrank.

▓ **Labor:** Entzündungsparameter oft hoch positiv.

▓ **Röntgen in 2 Ebenen:** Frakturnachweis diaphysär möglich, wenn frische Fraktur. Epiphysengleiten nicht radiologisch nachweisbar. Nach einigen Tagen: massive, teils monströse Callusbildung.

▓ *Cave:* Fehldiagnose Osteosarkom oder Osteomyelitis! Auch durch Laboruntersuchung und NMR nicht mit Sicherheit ausschließbar. Wahrscheinlichkeit jedoch gleich Null!

▓ **Therapie:** Funktionell. Fast nie operativ! Vertikalisierung nur im äußersten Notfall unterbrechen.

Regel. Druckstellen bei Spina bifida – Kindern sind immer Anlaß zu größter Sorge und müssen schnell und konsequent behandelt werden. Aus Druckstellen können sich größere Hautnekrosen, örtliche und fortgeleitete Entzündungen bis hin zur Osteomyelitis entwickeln. Dies kann für das Kind fatale Folgen haben. Aus diesem Grunde gilt die Regel, daß Druckstellen, die nicht innerhalb von maximal 4 Wochen durch konservative Behandlung, durch Abänderung von Orthesen usw. geheilt werden können, unbedingt unverzüglich in fachgerechte spezialisierte Behandlung kommen. Nur dann sind fatale Folgen für die Kinder zu vermeiden.

Die Druckstellen bei Spina bifida – Kindern haben im allgemeinen eine andere Ursache als beispielsweise bei gesunden Kindern. Bei diesen kann durch äußere Einwirkung eine Hautläsion auftreten, die dann meist folgenlos heilt. Bei Spina bifida – Kindern hingegen ist es typisch, daß Druckstellen entweder durch Druck von Orthesen auf Knochenvorsprünge, falsche Lagerung, durch Deformitäten und Kontrakturen auftreten und dann durch konservative Maßnahmen nicht mehr kontrollierbar sind. Dies bedeutet im Klartext, daß im allgemeinen eine sachgerechte chirurgische Therapie erfolgen muß. Jegliches Hinauszögern dieser Therapie verschlechtert die Heilungsmöglichkeiten. Dehnt sich die Druckstelle noch weiter aus, kann bei dann doch vielleicht gelingender Heilung durch die Narbenbildung eine wiederum verstärkte Druckstellenneigung auftreten.

Besonders gefährdet sind Spina bifida – Kinder hinsichtlich Hautläsionen in den gelähmten Partien auch durch Wärmeflaschen und durch Kontakt mit Heizkörpern, da die Autoregulation der Haut nicht wie bei gesunden Kindern funktioniert. Wegen einer Druckstelle dürfen Kinder nur im Extremfall immobilisiert werden.

Zeigt sich, daß beispielsweise eine Fußdeformität vorliegt und durch die Fußfehlstellung Druckstellen unterhalten werden, so ist die einzig kausale Therapie die Beseitigung der Fehlstellung. Erst wenn dies gelingt, wird auch die Druckstelle von selbst abheilen. Gleichermaßen müssen wir derartige Druckstellen an der Ferse angehen, die beim Pes calcaneus häufig sind. Selbst jahrelange Behandlungsversuche mit lokaler Behandlung, gar mit Operationen müssen zum Scheitern verurteilt sein, wenn die Haut nicht von innen her entlastet wird. Dies gelingt im allgemeinen dadurch, daß beispielsweise der Klumpfuß operiert wird, wobei wir auch bei fortgeschrittener Osteomyelitis erfolgreich die Ilisarov-Therapie eingesetzt haben.

So wie Frakturen im allgemeinen überbewertet werden, so werden Hautulcerationen jedweder Genese meist unterbewertet.

Bei Abspreizkontrakturen, beispielsweise der häufigen Froschkontraktur (Hüftabduktionsaußenrotations-Beugekontraktur, Kniebeugekontraktur, Spitz- oder Klumpfüßigkeit) besteht die Gefahr einer iatrogenen Schenkelhalsfraktur, wenn gegen den Zug der kontrakten Hüftabduktoren und natürlich auch gegen den Zug der Gelenkkapsel forciert manipuliert wird. Auch hier gilt der Grundsatz, möglichst wenig durch vermeintlich gute Behandlung zu schaden.

Ebenso können bei forcierter Behandlung von Kniegelenkkontrakturen, besonders bei der Streckkontraktur apophysäre und epiphysäre Frakturen durch fehlerhafte Behandlung eintreten. Der vermeintliche Behandlungserfolg (man hat ja die gewünschte Stellungsverbesserung erreicht) wird durch ein Fehlwachstum des Knochens vorgegaukelt. Aus diesem Grund gilt ganz generell: nur vorsichtige schrittweise Manipulation, Nachtlagerungsschalenversorgung usw. kann derartige Fehler vermeiden helfen.

Ein Fehler, der häufig begangen wird, ist daß gerade bei der Kniestrecksteife die vermeintlich richtige Bewegungsachse des Kniegelenkes als Richtlinie für die Orthesenversorgung oder für die krankengymnastische Behandlung genommen wird. Nur eine genaue Analyse der echten anatomischen Kniegelenkachse erlaubt, weitere Schäden am Kniegelenk selbst zu verhindern. Dies kann teilweise klinisch nicht einmal richtig erfolgen, wenn beispielsweise das Condylenmassiv unregelmäßig ausgebildet ist oder eine Fehlrotation im Oberschenkel selbst vorliegt. Fehldrehungen des Tibiakopfes in Relation zum Oberschenkel von 60 und mehr Grad sind möglich. Die Therapie besteht darin, nach einer meist durch NMR durchgeführten erfolgten genauen Bestimmung der Bewegungsachse, diese zu definieren und sowohl der Krankengymnastin, wie auch dem Orthopädietechniker genaue Anweisungen für die Therapie zu geben. In extremen Fällen muß eine intraartikuläre Rotationskorrektur, wie wir sie erfolgreich mehrfach durchgeführt haben, erfolgen.

■ **Latex-Allergie.** Sämtliche Maßnahmen an Spina bifida-Kindern einschließlich Untersuchungen, Blutentnahmen, Orthesenmaterial usw. müssen unter allen Umständen latexfrei erfolgen. Seit etlichen Jahren befolgen wir diese Grundsätze bei Spina bifida-Kindern konsequent und haben erfreulicherweise nie die zwar selten beschriebene, jedoch höchst gefährliche allergische Reaktion auf Latex beobachten müssen. Diese Grundsätze müssen selbstverständlich auch beim Anlegen von Gipsverbänden (Handschuhe!) usw. berücksichtigt werden.

Operationsindikation und Operationszeitpunkt

Operationen dürfen sich nicht an der normalen Indikation, die wir beispielsweise bei gesunden Kindern berücksichtigen, orientieren. So ist beispielsweise eine bei der Geburt vorliegende Hüftgelenkluxation oder -dysplasie keineswegs ein Grund, eine Behandlung einzuleiten, wie wir sie bei einem gesunden Kind durchführen würden. Vielmehr muß die individuelle Situation des Kindes berücksichtigt werden. Ein Kind mit einer hohen Lähmung wird wegen einer Hüftluxation sicherlich keine Beeinträchtigungen seiner Rehabilitation erfahren. Durch eine abspreizende und beugende Behandlung könnte jedoch (z. B. Orthese) eine Froschkontraktur entstehen, die dann später zu weiterreichenden Konsequenzen Anlaß gibt. Insbesondere zählt hierzu die, daß durch die iatrogene Kontraktur evtl. mehrere Operationen (beide Hüften, beide Knie, beide Füße) notwendig sind und daß ggf. sogar die Rehabilitationsbemühungen für das Kind scheitern müssen. In extremer Froschkontraktur ist ein Kind nicht einmal vernünftig rollstuhlversorgbar, geschweige denn vertikalisierbar.

Operiert werden soll dann, wenn die konservative Therapie scheitert und wenn wir feststellen, daß ein Kind durch den Eingriff einen funktionellen Fortschritt erwarten kann. Dies bedeutet auch, daß nicht reflektorisch ein Klumpfuß im Alter von ca. 1/2 Jahr operiert werden muß. Wenn ein Kind nicht zum Laufen kommen wird, muß sehr wohl überlegt werden, ob es überhaupt sinnvoll ist, die Fußstellung operativ zu verbessern.

■ Zusammenfassung

Das Krankheitsbild der Spina bifida ist nicht häufig. Lähmungsbedingt haben die Kinder häufig erhebliche Kontrakturen, die die Rehabilitation beeinträchtigen. Deshalb muß bei diesen Kindern das Rehabilitationsziel klar definiert werden und dann der für die Kinder am wenigsten belastende Weg gegangen werden. Die Vielzahl möglicher Schädigungen durch ärztliche, pflegerische oder therapeutische (KG) Maßnahmen bringt es mit sich, daß diese Kinder nur in enger Kooperation mit in diesem speziellen Gebiet besonders erfahrenen Ärzten behandelt werden. Mehr als bei vielen anderen Krankheitsbildern gilt die Maxime, daß das Kind in seiner Gesamtheit betrachtet werden muß und die einzelnen Krankheitssymptome nur in diesem Zusammenhang betrachtet werden dürfen.

■ Literatur

Carstens C, Schmidt E, Fromm B, Schiltenwolf M (1992) Ergebnisse der operativen Therapie von Kniebeugekontrakturen bei Patienten mit Myelomeningozele. Z Orthop 130:207–212

Correll J (1989) The State of Technical Orthopaedics in Spina Bifida. Z Kinderchirurgie, Surgery Infancy Childhood 44:8–12

Correll J (1990) Hüftgelenksveränderungen bei Meningomyelozele. Z Orthop 128:377–383

Fraser RK, Bourke HM, Broughton NS, Menealus MB (1995) Unilateral dislocation of the hip in spina bifida. A long-term follow-up. J Bone Joint Surg B77:615–619

Fraser RK, Hoffman EB, Sparks LT, Buccimazza SS (1992) The unstable hip and mid-lumbar myelomeningocele. J Bone Joint Surg B74:143–146

Greene WB (1996) Treatment of knee and hip problems in myelomeningocele. J Bone Joint Surg A80:1068–1082

Mannor DA, Weinstein SL, Dietz FR (1996) Long-term follow-up of Chiari pelvic osteotomy in myelomeningocele. J Ped Orthop 16:769–773

Marshall PD, Broughton NS, Menelaus MB, Graham HK (1996) Surgical release of knee flexion contracture in myelomeningocele. J Bone Joint Surg A78:912–916

Parsch K, Dimeglio A (1992) The hip in children with myelomeningocele. J Ped Orthop B1:3–13

Williams JJ, Graham JP, Dunne KB, Menealus MB (1993) Late knee problems in myelomeningocele. J Ped Orthop 13:701–703

7 Philosophie der Therapie von Wirbelsäulendeformitäten bei Spina bifida-Patienten

H. HIRSCHFELDER

Einleitung

Warum brauchen wir für die Therapie von Wirbelsäulendeformitäten bei Patienten mit Spina-bifida eine andere Philosophie als bei Patienten mit idiopathischer Skoliose? Zwischen der bei uns meist zu therapierenden „idiopathischen" Skoliose und der Skoliose bei Spina-bifida-Patienten mit Meningomyelocele, die den neuromuskulären Skoliosen zuzuordnen ist, bestehen deutliche Unterschiede in der Behandlung. Bei diesen neuromuskulären Lähmungen entwickelt sich die Wirbelsäulendeformität abhängig vom Lähmungsniveau, von der Symmetrie der Lähmungen, aber auch von spastischen Reflexbögen ebenso wie von einer gleichzeitig bestehenden möglichen Komponente einer Zerebralparese.

Die Skoliose idiopathischer Art unterscheidet sich schon in der klinischen Auswirkung von der Skoliose bei Patienten mit Meningomyelocele:

- Die therapiepflichtige idiopathische Skoliose wird bei 1,5 Prozent der mitteleuropäischen Bevölkerung gefunden. Bei Patienten mit Meningomyelocele wird die Häufigkeit mit 30–60 Prozent angegeben. Im eigenen Patientengut mit 127 Spina-bifida-Patienten, die in bezug auf die Wirbelsäule beobachtet und behandelt wird, findet sich eine Skoliose bei sakralem Lähmungsniveau in 5 Prozent, bei thorakalem Lähmungsniveau in 85 Prozent der Patienten.
- Knöcherne Fehlbildungen zeigen sich in einer Normalpopulation in 0,01 Prozent, bei Patienten mit Meningomyelocele wird neben der Bogenschlußspalte in 14–23 Prozent knöcherne Fehlbildungen angegeben. Im eigenen Krankengut fanden wir knöcherne Fehlbildungen der Wirbelsäule und der Rippen bei 40 Prozent unserer Spina-bifida-Patienten.
- Idiopathische Skoliosen zeigen eine stabile Rumpf/Rückenmuskulatur, bei Patienten mit Meningomyelocele führt die lähmungsbedingte Muskelinstabilität rasch zu statischer Dekompensation des Rumpfes.
- Ein Beckenschiefstand ist bei idiopathischer Skoliose primär selten fixiert. Bei Spina-bifida-Patienten ist auf Grund der Muskeldysbalance, einer möglichen Hüftluxation besonders bei einseitigem Auftreten oder auch skolioseinduziert ein schräger Ausgang der Beckenebene häufig (in unserem Krankengut bei 53 Prozent der Patienten).

■ Das Progredienzverhalten nach Wachstumsabschluß ist unterschiedlich. Während man bei der idiopathischen Skoliose mit einem Stillstand der Skoliose bei Krümmungen unter 50 Grad nach Cobb rechnen darf, müssen wir bei Spina-bifida-Patienten eine weitere Progredienz einer Skoliose nach Wachstumsabschluß erwarten.

■ Auch in der Form der Skoliose gibt es charakteristische Unterschiede. Die idiopathische Skoliose tendiert zu Ausgleichskrümmungen und somit zur Erhaltung der Rumpfstabilität, wohingegen bei Patienten mit Meningomyelocele die C-förmige Skoliose mit Dekompensation der Statik vorherrscht.

Ziel einer Behandlung bei der idiopathischen Skoliose ist es, die Leistungsfähigkeit des Patienten zu erhalten. Bei Patienten mit Spina-bifida sind durch eine Wirbelsäulendeformierung erhebliche Zusatzbehinderungen neben dem Grundleiden zu befürchten. Die größte Gefahr durch eine instabile Wirbelsäulendeformität besteht für diese Kinder und Jugendlichen in der Gefahr des Verlustes der Sitzfähigkeit, eine Funktion, die für diese Patienten die wichtigste Funktion im späteren Leben bleiben wird, die also auf alle Fälle erhalten bleiben muß (Abb. 1).

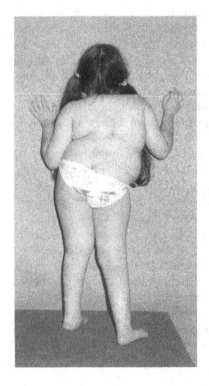

Abb. 1. 8-Jährige mit Dekompensation der Statik und Verlust der Stehfähigkeit

▓ Konservative Behandlung

Auf Grund der lähmungsbedingten Rumpfinstabilität ist es diesen Patienten mit Meningomyelocele häufig nicht möglich, als Kleinkind eine zeitgerechte Vertikalisierung zu erreichen. Im Gegensatz zu früheren Anschauungen bemühen wir uns heute, eine entwicklungsgerechte Vertikalisierung für alle unsere Patienten anzustreben, was mit Hilfe der modernen Orthopädietechnik fast immer zu erreichen ist. Bei vorliegender Rumpfinstabilität, meist auf Grund eines hohen Lähmungsniveaus, ist eine Stehhilfe als rumpfhoher Stehapparat mit entsprechendem Stehständer indiziert. Auch das Sitzen bereitet oft Schwierigkeiten, die Hände werden zum Abstützen des Rumpfes benötigt, sie agieren funktionell als Ohnhänder. Diesen Patienten kann mit einem Sitzkorsett zur Stabilisierung des Rumpfes beide Hände für den Gebrauch freigegeben werden (Abb. 2).

Auch für die Laufleistung ist trotz Rumpfinstabilität eine geeignete orthopädietechnische Versorgung möglich. Für das kleinere Kind mit hohem Lähmungsniveau kommt der Swivelwalker mit integrierter Rumpfschale zur Anwendung, für das ältere Kind mit Lähmungsniveau unter L3 auch ein reziproker Gehapparat mit Rumpfabstützung. Um den Aktionsradius altersentsprechend zu ermöglichen, wird zum Zeitpunkt des Eintrittes in den Kindergarten eine frühe Rollstuhlversorgung, falls nötig mit Rumpfabstützung, eingeplant.

Eine begleitende Krankengymnastik hat für die Wirbelsäulendeformität beim Spina-bifida-Patienten nur einen beschränkten Einfluß. Im Gegensatz

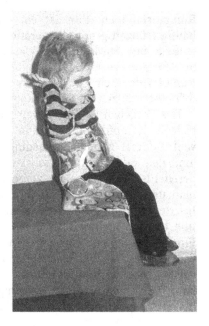

Abb. 2. 4-Jähriger mit Sitzkorsett, die Arme können frei eingesetzt werden

zur idiopathischen Skoliose kann nicht eine Korrektur der Skoliose angestrebt werden, sondern Ziel der Krankengymnastik ist es, eine Stabilisierung im Rumpf zu erreichen. Für die Rumpfstabilität sind aber auch Kontrakturen der unteren Extremitäten, besonders im Hüftbereich bedeutsam.
Die Krankengymnastik muß also auch auf diese Kontrakturen ausgerichtet
sein, um Asymmetrien im Beckenbereich zu verhindern oder zu vermin-
dern. Bei behindernden Kontrakturen sind auch häufig operative Eingriffe,
meist weichteilig, einzuplanen, um für den Rumpf eine symmetrische Aus-
gangsbasis zu schaffen.

Wie die Krankengymnastik, so hat auch die Korsettherapie nur das Ziel,
die Progredienz einer Skoliose zu verlangsamen und so für die Entwicklung des Kindes Zeit zu gewinnen. Trotz Korsettmaßnahmen ist mit einer
Verschlechterung der Skoliose zu rechnen, allerdings etwas verlangsamt.
Eine wachstumslenkende Korsettherapie wie bei der idiopathischen Skoliose kann nicht erreicht werden.

▪ Operative Therapie der Skoliose

Ziel operativer Maßnahmen zur Stabilisierung des Rumpfes ist für die Patienten mit Meningomyelocele, eine Zusatzbehinderung durch die Rumpfinstabilität zu verhindern. Besonders wichtig ist der Erhalt einer Stehfähigkeit und besonders der Sitzfähigkeit, die für diese Patienten als wichtigste
Voraussetzung für die Fortbewegung im Rollstuhl erhalten bleiben muß.
Ziel operativer Behandlung ist daher ein stabiler Rumpf ohne zusätzliche
externe Fixierung.

Durch den frühen Beginn der Skoliose mit oft rascher Progredienz einer
Rumpfdekompensation ist ein stabilisierender operativer Eingriff schon
häufig frühzeitig nötig, Operationen im Alter von 8 Jahren sind keine Seltenheit. Ein Abwarten des Wachstumsschubes ist nicht gerechtfertigt, da
bei dann fixierter Wirbelsäule die Korrektur und Ausbalancierung des
Rumpfes deutlich erschwert ist. Überlegungen wegen der durch die Spondylodese induzierten Wachstumsstörung müssen sekundär bleiben.

Das Vorgehen bei operativen Stabilisierungen von drohender oder einge-
tretener Rumpfdekompensation bei diesen Patienten ist häufig kombiniert
ventro-dorsal zu planen, bedingt durch die oft kurzbogigen C-förmigen
lumbalen oder thorakolumbalen Skoliosetypen (Abb. 3 a–c). Andererseits
bereitet bei rein dorsalem Vorgehen die Fixierung von stabilisierenden Im-
plantaten im Bereich der Cele große Schwierigkeiten, so daß eine ventrale
Instrumentierung erforderlich wird. Wir bevorzugen die zweizeitige Operation bei den meist jüngeren Patienten. Nur bei rein thorakalem ventralem
Eingriff planen wir einzeitig den zusätzlichen dorsalen Eingriff. Bei Kleinwuchs wird häufiger angestrebt, mit der ventralen Rumpfaufrichtung eine
vorübergehende Rumpfstabilität zu erreichen. Im weiteren Wachstum muß
zwar mit einer erneuten Dekompensation gerechnet werden, der nötige
dorsale Eingriff einige Jahre später erlaubt aber zwischenzeitlich ein weite-

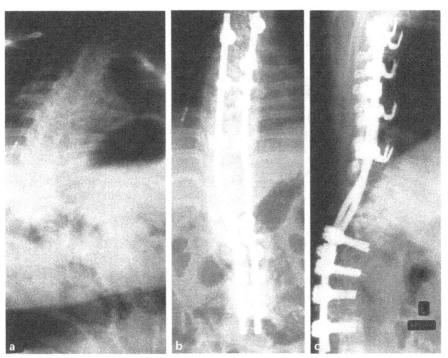

Abb. 3. a 10-Jährige mit Dekompensation der Statik durch Skoliose und lumbalem Gibbus; **b** Aufrichtung der Skoliose nach Gibbusteilresektion; **c** Aufrichtung im sagittalen Profil nach Gibbusteilresektion

res Wirbelsäulenwachstum, unter Umständen stimuliert durch Wachstumshormone. Die Notwendigkeit der Fusion des lumbosakralen Überganges wird unterschiedlich diskutiert. Dies sollte von der Hüftsituation abhängig gemacht werden. Wird bei Kontrakturen im Hüftbereich eine lumbosakrale Ausgleichsbewegung benötigt, sollte das lumbosakrale Scharnier nicht fusioniert werden.

Beim Vorliegen von knöchernen Fehlbildungen wird ein operatives Vorgehen nach den Regeln der Skoliosetherapie geplant. Bewirkt eine knöcherne Fehlbildung eine zunehmende Rumpfdekompensation und Instabilität, soll operativ vorgegangen werden. Dies kann auch schon im Kleinkindesalter notwendig werden (Abb. 4 a, b). Ziel ist es, eine lokale Stabilität zu erreichen, um einer Dekompensation auch der restlichen Wirbelsäulenanteile vorzubeugen.

Komplikationen bei Wirbelsäulenoperationen dieser Patienten sind deutlich häufiger als bei der Operation einer idiopathischen Skoliose. Wundheilungsstörungen bei gestörter Trophik besonders im Celenbereich sind nicht selten. Durch die Inaktivitätsosteoporose ist der Halt von Metallimplantaten reduziert.

Neurologische Zusatzerkrankungen sind bei Patienten mit Meningomyelocele häufig und müssen bei der operativen Therapieplanung bedacht wer-

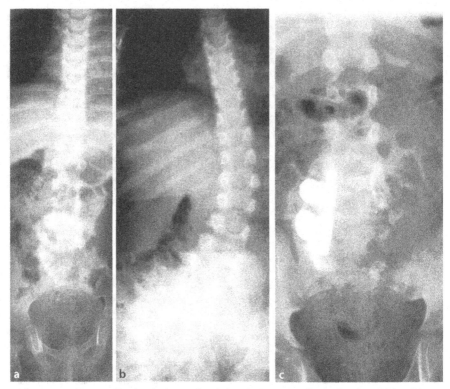

Abb. 4. a 1-Jährige mit lumbosakralem Halbwirbel und Meningomyelocele; **b** mit 5 Jahren dekompensierte Statik

den. Unabdingbar ist vor einer Wirbelsäulenoperation die Kontrolle einer Hydrozephalusableitung, da mit der Veränderung der Wirbelsäule eine Liquorablaufstörung eintreten kann. Intraspinale Besonderheiten wie Verwachsungen des Rückenmarkes, Syringomyelie, Diastematomyelie und Arnold-Chiari II-Deformität sind vor der Operation mit dem Neurochirurgen abzuklären. Falls eine neurochirugische Intervention geplant ist, muß diese vor dem orthopädischen Eingriff der Wirbelsäulenversteifung erfolgen, da durch die Spondylodese der Zugang zum Spinalkanal deutlich erschwert wird.

■ Therapie von Deformitäten des sagittalen Profiles

Während wir bei der idiopathischen Skoliose üblicherweise einen Flachrükken erwarten dürfen, sind die Veränderungen des sagittalen Profiles bei Patienten mit Meningomyelocele sehr unterschiedlich. Hyperlordosen zur Balancierung des Rumpfes sind bei hohen Lähmungen erwünscht, sie können aber ein so starkes Ausmaß erreichen, daß sie zu Schmerzen durch Überlastung der Wirbelgelenke führen können. In diesen Fällen ist eine Flexionsorthese angezeigt, noch bevor die lumbale Hyperlordose fixiert ist.

Mehr Probleme bereitet der lumbale Gibbus, der bei 6 bis 9 Prozent der Patienten mit Meningomyelocele beobachtet wird. Er beeinträchtigt nicht nur die Versorgung mit Hilfsmitteln zur Rumpfabstützung, sondern macht eine Ausbalancierung des Rumpfes unmöglich. Heute geht daher die Tendenz dahin, diesen Gibbus bei den meist hochlumbal und thorakal querschnittsgelähmten Kindern durch Resektion der Scheitelwirbel zu korrigieren und langstreckig instrumentell zu stabilisieren (Abb. 3 c). Die Erfahrung zeigt, daß diese aufwendigen operativen Verfahren nicht zu spät durchgeführt werden sollten, die besten Ergebnisse sind im Vorschulalter zu erreichen. Die Gibbusresektion schon während des primären Celenverschlußes beim Neugeborenen hat sich in Europa nicht durchgesetzt. Problematisch ist bei diesem Vorgehen, daß die endgültige neurologische Prognose im Säuglingsalter noch nicht sicher beurteilt werden kann.

▦ Schlußfolgerungen

Die Wirbelsäulendeformitäten bei Spina-bifida-Patienten wurden früher zu wenig beachtet. Heute wissen wir, daß eine dadurch hervorgerufene Rumpfdekompensation die übrigen rehabilitativen Maßnahmen dieser Patienten gefährden kann.

Wichtig ist daher die rechtzeitige und konsequente Überwachung dieser Patienten. Zur Beurteilung von knöchernen Fehlbildungen sollte eine röntgenologische Kontrolle der Wirbelsäule im Kleinkindalter erfolgen. Jährlich ist die Wirbelsäule klinisch zu überprüfen. Bei Auftreten einer Skoliose ist eine jährliche röntgenologische Kontrolle gefordert, die im Stehen oder Sitzen erfolgen sollte.

Wirbelsäulendeformitäten bei Patienten mit Meningomyelocele verhalten sich anders als wir das von der idiopathischen Skoliose gewöhnt sind. Diese Besonderheiten der Wirbelsäule bei diesen Patienten müssen erkannt und berücksichtigt werden. Letztendlich erfordert jeder Patient eine individuell abgestellte Wirbelsäulentherapie, abhängig von den Behinderungen und abhängig vom Rehabilitationskonzept. Die im Gegensatz zu idiopathischen Skoliosen frühzeitige operative Stabilisierung der Wirbelsäule bei Spina-bifida-Patienten hat sich inzwischen durchgesetzt.

Bei all den komplexen Problemen dieser Patienten sollte bei Wirbelsäulendeformitäten die vertrauensvolle Zusammenarbeit mit einem Wirbelsäulenzentrum gesucht werden, das Erfahrung in der Behandlung von Spina-bifida-Patienten besitzt.

■ Literatur

1. Carstens C, Vetter J, Niethard FU (1989) Die Entwicklung der Lähmungsskoliose bei der Myelomeningocele. Z Orthop 127:175
2. Carstens C, Niethard FU, Pfeil J, Schneider E (1991) Erfahrungen mit der operativen Therapie von Skoliosen bei Patienten mit Myelomeningocele. Z Orthop 129:405
3. Carstens C (1999) Die neuromuskuläre Skoliose. Orthopäde 28:622
4. Hirschfelder H (1998) Behandlungsstrategien bei Wirbelsäulendeformitäten. In: Michael Th, Moers V, Strehl A (Hrsg) Spina bifida. AE de Gruyter Berlin, New York
5. Hopf C, Hopf W, Heine J (1994) Die frühzeitige operative Behandlung neuromuskulärer Skoliosen – weshalb? Orthop Praxis 30:74
6. McMaster M (1987) Anterior and posterior instrumentation and fusion of thoracolumbar scoliosis due to myelomeningocele. J Bone Joint Surg 69B:20
7. Torode IP, Dickens R (1998) The spine. In: Orthopaedic management of spina bifida cystica. Hrsg: Broughton, N., Menelaus, M. Saunders London
8. Winter RB (1987) Myelomeningocele. In: Bradford DS, Lohnstein JE, Moe JH, Ogilvie JW, Winter RB (Hrsg) Moes textbook of scoliosis and other spinal deformities. Saunders Philadelphia

8 Aspekte der orthopädischen Behandlung bei Muskelerkrankungen

R. Forst

Einleitung

Unter dem Oberbegriff „Muskelerkrankungen" werden eine Vielzahl vererbter Erkrankungen zusammengefaßt, denen gemeinsam ist, daß sie zu einer Zerstörung des Muskelgewebes mit Ersatz durch Fett- und Bindegewebe führen. Diese Erkrankungen können ihren Ursprung auf spinalem Niveau (z. B. spinale Muskelatrophien, SMA) oder auf Veränderungen der peripheren Nerven (z. B. hereditäre motorisch-sensorische Neuropathien, HMSN) sowie der Muskulatur selbst (z. B. unterschiedliche Formen der Muskeldystrophie, kongenitale Myopathien) haben. Diese Erkrankungen treten zum Teil unmittelbar nach der Geburt mit oft gravierender Symptomatik auf (z. B. SMA Typ I) oder können erst im Kindes- oder Jugendalter einsetzen. Die Progredienz der einzelnen Erkrankungen ist sehr variabel, z. T. auch innerhalb einer Krankheitsgruppe selbst.

Leitsymptom ist eine *Muskelschwäche*, die je nach Erkrankung lokalisiert oder generalisiert auftreten kann, nicht selten verbunden mit einer Bewegungsungeschicklichkeit (z. B. DMD). Aufgrund des unterschiedlichen Befalls der Muskulatur resultieren *Muskelimbalancen*, die unbehandelt im weiteren Verlauf zur Bildung von *Kontrakturen* und *Deformitäten* führen. Viele Patienten werden mit diesen Erkrankungen niemals gehfähig (z. B. SMA Typ I und II, viele kongenitale Myopathien), andere werden sekundär gehunfähig, wie z. B. unbehandelte Jungen mit einer DMD im Alter von ca. 9,5 Jahren.

Auch wenn von vielen dieser Erkrankungen mittlerweile der Genlokus und/oder das Genprodukt bekannt sind, verfügen wir für keine dieser Erkrankungen bis heute über eine kausale Therapie. Gentherapeutische Ansätze werden derzeit für die DMD erprobt, Ergebnisse liegen aber noch nicht vor. Für die DMD hat sich aber gezeigt, daß eine medikamentöse Behandlung mit 0,75 mg Prednison bzw. 0,9 mg Deflazacort pro kg Körpergewicht und Tag während der Phase der Gehfähigkeit zu einer signifikanten Zunahme der Muskelkraft führt. Der Wirkungseinfluß dieser Steroide auf die erkankte Muskulatur ist letztlich noch nicht vollständig geklärt. Offensichtlich führen sie aber zu einer verlangsamten Fibrosierung der Muskulatur.

Die *physiotherapeutische Behandlung* zielt auf eine Kräftigung der Muskulatur und die Dehnung kontrakter Gelenke. Eine spezifische Physiotherapie für Muskelkranke gibt es nicht. Die Effizienz physiotherapeutischer Behandlungsmaßnahmen nimmt mit zunehmender Progredienz, insbesondere bei den rasch voranschreitenden Erkrankungen, wie z. B. der DMD ab. Dies hängt damit zusammen, daß die Zahl der trainierbaren Muskelfasern kontinuierlich abnimmt und gleichzeitig die muskelpathologischen Veränderungen dadurch charakterisiert sind, daß gesundes, dehnfähiges Muskelparenchym in weniger elastisches und damit weniger dehnbares Fett- und Bindegewebe umgewandelt wird. Gepaart mit dem Längenwachstum und der gleichzeitig verminderten Elastizität der Muskulatur sind Kontrakturen im natürlichen Verlauf dieser Erkrankungen eine unausweichliche Folge.

In der großen Gruppe der Muskelsystemerkrankungen sind Patienten mit DMD und spinalen Muskelatrophien vom Typ II (sitzfähig, aber niemals gehfähig) die häufigsten Erkrankungen. Beiden Patientengruppen ist gemein, daß sie rasch progrediente Skoliosen entwickeln und durch die Miterfassung der Atemmuskulatur eine restriktive Ventilationsstörung entwickeln, die häufig aufgrund rezidivierender bronchopulmonaler Infekte zum Tode führt. Da Patienten mit spinaler Muskelatrophie Typ II niemals gehen können, steht der Orthopäde vor dem großen Problem, bereits in sehr früher Kindheit zum Teil ausgeprägte und rigide Skoliosen therapieren zu müssen. Bis heute steht für Patienten mit spinalen Muskelatrophien kein geeignetes Instrumentarium zur Verfügung, das erlaubt, diese Patienten zum Teil im Alter von 4 Jahren suffizient durch eine wirbelsäulenstabilisierende Maßnahme operativ zu versorgen. Damit bleibt für diese Patienten als vorübergehende Kompromißlösung nur eine Korsettbehandlung übrig.

Da die Atemmuskulatur bei diesen Erkrankungen obligat miterfaßt wird, muß man frühzeitig auf Symptome der chronischen Unterbeatmung achten. Untersuchungen im Schlaflabor (Messung des pCO_2!!) belegen dann häufig, daß die Patienten hypoventiliert sind. Nach heutiger Auffassung sollte man daher nicht zögern, frühzeitig eine abendliche apparativ-assistierte Behandlung einzusetzen, da dies nachweislich zu einer signifikanten Verbesserung des Allgemeinzustandes sowie einer verminderten Infektanfälligkeit führt.

Noch bis weit in die 80er Jahre wurden in Deutschland Patienten mit generalisierten Muskelerkrankungen, insbesondere der rasch verlaufenden DMD und den spinalen Muskelatrophien, orthopädischerseits fast ausschließlich konservativ behandelt. Man sah sich den Problemen einer unaufhaltsamen Progression dieser Erkrankungen ebenso machtlos gegenüber, wie dem hohen Narkoserisiko und der damals noch fälschlicherweise vertretenen Auffassung einer unbedingt notwendigen Immobilisierung nach operativen Eingriffen. Belegt durch die Ergebnisse von Siegel (1977), De Leon-Falewski (1977) und später Rideau (1987) konnte jedoch gezeigt werden, daß die operative Behandlung dazu beiträgt, die funktionellen Möglichkeiten dieser Patienten nicht selten für einen relevanten Zeitraum zu bewahren, was sicherlich für die Betroffenen ein stets nützliches Behandlungsziel darstellt.

Operationen bei Patienten mit Muskelerkrankungen sind heute aufgrund mehrerer Faktoren wesentlich risikoärmer durchführbar: Moderne Narkose- und intensiv-medizinische Verfahren mit entsprechender Monitoring-Technik sind auf einem so hohen Stand angelangt, daß selbst Patienten mit gering- bis mittelgradigen kardiopulmonalen Einschränkungen ohne wesentliche Komplikationen anästhesiert werden können (Forst et al. 1991). Zudem läßt sich bei den meisten orthopädischen Operationen, die gerade für diese Patienten in den letzten Jahren durch Einsatz moderner Instrumentations-Techniken zum einen und spezieller Operationstechniken zum anderen verfeinert und bezüglich der Eingriffszeiten deutlich verkürzt werden konnten, die Phasen der postoperativen Immobilisation (kaum vergleichbar zu früheren Verfahren) drastisch reduzieren oder gar gänzlich umgehen. Wir haben heute Operationsmethoden zur Hand, die allenfalls nur vorübergehend einer funktionelle Unterstützung, z. B. durch Tapingverbände bedürfen, so daß für die meisten Patienten das Problem einer wirklichen postoperativen Immobilisierung praktisch überhaupt keine Bedeutung mehr hat.

▓ Orthopädische Behandlungsmöglichkeiten

Die orthopädischen Behandlung von Patienten mit Muskelerkrankungen konzentriert sich auf das Problem der Kopfkontrolle, die Behandlung der Scapula alata, der Ellbogenbeugekontraktur sowie der Hand- und Finger-Deformitäten, ferner die Wirbelsäulendeformitäten, die Kontrakturen der Hüft- und Kniegelenke und schließlich die Deformitäten der Füße.

▓ Verlust der Kopfkontrolle. Der sog. „floppy neck" ist bis heute keiner praktikablen therapeutischen Lösung zugänglich. Eine anerkannt wirksame operative Methode existiert nicht. Wir verwenden z.T. am Korsett angesetzte Kopfhalterungen, die mit einem Stirnband den Kopf des Patienten fixieren oder speziell zugerichtete Halswirbelsäulenorthesen bzw. Kopfstützen am Rollstuhl.

▓ Scapula alata. Die operative Stabilisierung der Scapula alata ist nahezu ausschließlich bei der facio-scapulo-humeralen Muskeldystrophie sinnvoll, weil hier der M. deltoideus meist intakt ist. Ferner darf keine Schultergelenkinstabilität bestehen, die dann den Rehabilitationswert einer solchen Operation zunichte machen würde. Zur Retention und Fixation der Schulterblätter wurden bis heute bei diesem Krankheitsbild verschiedene Behandlungsverfahren beschrieben (Heller et al. 1994), die jedoch zum Teil mit erheblichen operationstechnischen Nachteilen oder Komplikationen behaftet sind. Wir verwenden zur Fixation der Scapulae ein modifiziertes Verfahren, die sog. *interscapulo-scapulo-costale Scapulopexie* mittels 10 mm breitem Trevira®-Band. Bei dieser Methode werden die Scapulae mit sich selbst sowie jeweils mit der 4. und 8. Rippe über ein Trevira®-Band verbunden. Dieses Operationsverfahren wurde zudem von Heller et al. (1994) in einer experimentellen Studie auf seine Naht- und Knochenverankerungsstabilität hin überprüft. Von den vier getesteten Insertionsstellen im Bereich des unteren Scapulapoles erwies sich der Margo lateralis unter Berücksichtigung der Höhe der aufgebrachten Zugkräfte und der resultierenden Rißmorphologie am geeignetsten zur Aufnahme des unteren Bandes. Die empfohlenen Fixationen im Bereich der medialen und lateralen Spina scapulae zeigten mit einer mittleren Zugkraft von 939 N medial bzw. 1360 N lateral ausreichenden Widerstand gegenüber den aufgebrachten Zugkräften. Im Vergleich zu den Techniken mit knöcherner Fixation der Scapula auf dem Thorax (Scapulodese) zeigt sich aufgrund der gefundenen Meßwerte bei der interscapulo-scapulo-costalen Scapulopexie der Vorteil einer erhaltenen Vitalkapazität bei größerer Restmobilität zwischen Scapulae und Thoraxwand.

▓ **Ellbogenbeugekontraktur.** Die Ellbogenbeugekontraktur stellt meist keine so sehr funktionelle Behinderung dar als vielmehr ein kosmetisches Problem. Theoretisch zu diskutierende operative „Lösungswege" wären z.B. die Bizepssehnenverlängerung kombiniert mit einer ventralen Kapsulolyse sowie eine supracondyläre Osteotomie des Humerus. Man muß allerdings solchen operativen Strategien sehr kritisch gegenüberstehen: Es darf nämlich nicht außer acht gelassen werden, daß die Muskulatur erkrankt ist und die Ellbogenbeugekontraktur das Symptom einer verminderten Elastizität und gleichzeitigen Kraftminderung der Oberarmmuskulatur darstellt. Man kann daher nicht zwangsläufig einen funktionellen Gewinn aus solchen, theoretisch zu diskutierenden Operationen ableiten.

▓ **Handgelenksdeformitäten/Fingerbeugekontrakturen.** Die Handgelenksdeformitäten präsentieren sich typischerweise in einer zunehmend kontrakter werdenden Palmar-Ulnar-Deviation, die nur sehr selten eine Arthrodese des Handgelenkes indizieren läßt. Diese sollte nur dann durchgeführt werden, wenn eine Instabilität oder grobe Deformität vorliegt. Meist erhält der Muskelkranke durch eine solche Operation keinen Funktionsgewinn, allerdings können die kosmetischen Ergebnisse, falls dies primär erwünscht ist, ganz zufriedenstellend sein.

Fingerbeugekontrakturen sind häufig reversibel, indem man passiv das Handgelenk streckt. Operative Eingriffe, ähnlich wie bei Spastikern oder Rheumatikern sind hier zwar denkbar, aber leider infolge der Grunderkrankung nicht mit einem vergleichbaren Funktionsgewinn verbunden (Hsu 1993).

▓ **Skoliose.** Die operative Behandlung der Skoliose bei *gehunfähigen* Patienten mit rasch progredienten Muskelkrankheiten stellt die einzig wirksame Behandlungsmethode für diese Deformität des Achsenorgans dar. Problematisch ist die *fatale Pathogenese* der Skoliose bei diesen Krankheiten: Die Muskelschwäche induziert nämlich zum einen eine muskuläre Destabilisierung des Achsenorgans und zum anderen eine zunehmende Schwäche der Atemmuskulatur. So resultiert zum einen die Skoliose, z.T. als sog. „collapsing spine" und zum anderen eine restriktiven Ventilationsstörung. Zu den charakteristischen Merkmalen der Skoliose bei Muskelkranken zählt, daß diese Skoliosen auch nach Wachstumsabschluß noch progredient sind, die Wirbelsäule ihr Gleichgewicht verliert und damit eine Rumpfinstabilität und eine Beckenschiefe („pelvic obliquity") induziert werden und eine erhebliche, progrediente Lungenfunktionseinschränkung durch die parallel mitverlaufende Schwäche der Atemmuskulatur verstärkt wird.

Die Skoliose kann prinzipiell auch bei diesen Krankheitsbildern auf dreierlei Weise behandelt werden (Forst et al. 1990, 1997):

▪ Eine *Sitzschalenversorgung* im Sinne einer *kausalen* Therapie der Skoliose, ist aufgrund der Dreidimensionalität dieser Deformität und der nur zweidimensionalen Angriffsmöglichkeit der Sitzschale sicherlich kein adäquates Therapeutikum. Eine Sitzschalenversorgung für den Rollstuhl kann allerdings bei sehr kleinen Kindern oder in sehr schwierigen Versorgungssituationen in erheblich fortgeschrittenen Krankheitsstadien indiziert sein.

▪ Das *Korsett* sollte nur im Sinne einer Kompromißlösung für diejenigen Fälle verstanden werden, bei denen die Kinder noch zu jung für eine Operation sind, die Operation abgelehnt wird oder eine operative Behandlung aus allgemein-medizinischen Gründen nicht mehr möglich ist. Gerade bei jungen Kindern muß man daran denken, daß durch eine Korsettbehandlung Brustwanddeformierungen und damit natürlich sekundär auch negative Einflüsse auf die Lungenfunktion zustande kommen können.

▪ Die frühzeitige *operative Stabilisierung* der Wirbelsäule *gehunfähiger* Patienten mit nachgewiesen progredienten Skoliosen von über 20° nach Cobb und einer FVC von über 35% stellt heute die *Methode der Wahl* dar (Hopf et al. 1993) Die Prinzipien der operativen Behandlung von Skoliosen bei Muskelerkrankungen weichen in wesentlichen Punkten von denjenigen bei idiopathischen Skoliosen ab: Die dreidimensionale Korrektur, d.h. die Ausrichtung des Rumpfes über dem Becken ist nämlich wesentlich wichtiger als die endgültige Krümmungskorrektur. Eine Optimierung der Beckenschiefe ist anzustreben.

Bezüglich der *Instrumentationstechnik* bieten sich heute die Luque- und CD-Instrumentation bzw. deren zahlreiche Modifikationen an. Wir verwenden das Isola-System zur Stabilisierung der Wirbelsäule bei Patienten mit DMD zu Beginn des Rollstuhlstadiums. Es sollte von Th2 oder Th3 bis zum Sacrum instrumentiert werden. Wir fusionieren zusätzlich knöchern den LWS-Abschnitt. Eine orthetische Nachbehandlung mit Korsett ist nicht erforderlich.

Die entscheidenen Vorteile einer operativen Frühbehandlung von Skoliosen sind, daß weniger respiratorische Komplikationen bestehen bzw. auftreten, die kardiale Situation wesentlich günstiger ist, eine vollständigere Korrektur der Krümmung erreicht werden kann und eine leichtere Adaptation der Patienten postoperativ zu beobachten ist. Der bei der DMD deutlich erhöhte Blutverlust basiert im wesentlichen auf einer Thrombocytopathie (Forst et al. 1998). Durch Einsatz von Aprotinin kann der Blutverlust bei Wirbelsäulenstabilisierung von DMD-Patienten um über 50% reduziert werden. Die funktionellen Vorteile der Skolioseoperation zeigen sich in einer Verbesserung der Sitzposition, langfristig durch einen funktionellen Gewinn der Arme, eine Erleichterung der Rollstuhlbedienung, weniger Rücken- und Sitzschmerzen, kein Impingement der Rippen am Becken, einer Verbesserung des kosmetischen Erscheinungsbildes und nicht zuletzt in einem nicht zu unterschätzenden Einfluß auf das Selbstwertgefühl der Patienten.

Kontraindikationen der Skolioseoperation sind Lungenfunktionseinschränkungen mit einer FVC von unter 20%, eine funktionell wirksame Kardiomyopathie oder aber die Ablehnung der Operation durch den Patienten bzw. seine Eltern.

Die *Nachteile* einer Skolioseoperation bei Muskelkranken sind neben dem Operationsrisiko eine kurzfristig schlechtere Armfunktion unmittelbar postoperativ, da der Patient auf einem ungewohnt höheren Niveau seine Arme einsetzen lernen muß. Durch entsprechende Anpassung am Rollstuhl ist dies wirksam zu beseitigen.

Keinesfalls darf unerwähnt bleiben, daß es sich gerade bei Skolioseoperationen von Muskelkranken um komplikationsreiche Eingriffe handelt. Die Analyse der zwischen 1973 und 1993 international publizierten Fälle von Skolioseoperationen bei Patienten mit DMD und spinalen Muskelatrophien zeigt, daß bei diesen 520 Patienten eine Gesamtkomplikationsrate von 30% vorlag. Davon hatten Implantatfehler alleine einen Anteil von 30,4%, neben Infektionen mit 19,2% und einer funktionellen Verschlechterung postoperativ von 12,8%. Ein perioperativer Exitus wurde immerhin in 2,6% der Fälle beobachtet. Es muß allerdings betont werden, daß die meisten dieser Patienten nicht wie heute gefordert in einem frühen Stadium der Skolioseentwicklung operiert wurden und damit a priori eine erhöhte Komplikationsrate zu erwarten war.

▓ **Hüft- und Kniekontrakturen.** Für die Hüft- und Kniekontrakturen hat sich gezeigt, daß eine prophylaktische Versorung mit Nachtschienen nicht effektiv ist (Diller 1989). Um der Kontrakturentwicklung wirksam entgegenzuwirken, sollten aus heutiger Sicht, insbesondere bei der DMD, frühzeitig bei noch gehfähigen Patienten ab einem Alter von 4–6 Jahren Operationen im Sinne eines Weichteilreleases an beiden Beinen durchgeführt werden (Forst et al. 1999) Bei denjenigen Patienten, die nach einem solchen Eingriff nicht mehr eigenständig geh- und/oder stehfähig sind, sollten postoperativ zusätzlich Beinorthesen oder eine Stehtrainerbehandlung eingesetzt werden.

▓ **Fußdeformitäten.** Bei zahlreichen Muskelerkrankungen kommt es infolge einer Schwäche der intrinsischen Fußmuskulatur, der Peronaen und des M. tibialis anterior bei gleichzeitig noch gut erhaltener Muskelkraft des M. triceps surae und des M. tibialis posterior zur Ausbildung einer *Klumpfußdeformität*. Diese behindert zunehmend das Gangbild, die schuhtechnische

Versorgung und führt im späteren Verlauf letztlich zur Gehunfähigkeit. Auch hiergegen sind prophylaktisch eingesetzte Nachtschienen wirkungslos. Wir führen daher als einzig wirksame Maßnahme frühzeitig die operative z-förmige Verlängerung der Achillessehne und ggf. gleich- oder zweizeitig den Tibialis-posterior-Transfer durch die Membrana interossea durch. Auch nach einem solchen Eingriff ist unmittelbar postoperativ das Stehen und/oder Gehen wieder zu fördern.

Durch diese Maßnahme kann nicht selten erreicht werden, daß Patienten mit einer HMSN wieder Konfektionsschuhe tragen können und eine Weiterentwicklung zum rigiden Klumpfuß verhindert wird. Für die Behandlung rigider Klumpfüße, z. B. bei gehfähigen Patienten mit HMSN, bevorzugen wir die Mittelfußosteotomie in der Technik nach Imhäuser (1984).

▦ Besondere Aspekte in der Behandlung der Duchenne-Muskeldystrophie

Patienten mit DMD zeigen – mit individuellen Abweichungen – einen fast regelhaften Verlauf. Die meisten Patienten werden „gesund" geboren und fallen zunächst durch eine motorische Ungeschicklichkeit auf, die nicht in Verbindung mit einer DMD gebracht wird. Nach diesem sogenannten „maskierten Verlauf" werden unbehandelte Patienten zunehmend unsicherer beim Gehen, fallen häufig, zeigen das Gowers-Phänomen (an sich heraufklettern) und den typischen Watschelgang. Um das 10. Lebensjahr werden diese Patienten gehunfähig. Sie entwickeln in der Rollstuhlphase regelhaft ausgeprägte Hüft- und Kniebeugekontrakturen sowie Fußdeformitäten (Klumpfuß). Parallel dazu entwickeln sich gravierende Skoliosen, die auch nach Wachstumsabschluß progredient sind. Die restriktive Ventilationsstörung oder die begleitende Kardiomyopathie führt um das 16. bis 18. Lebensjahr zum Tod. Dieser sogenannte „natürliche Verlauf" läßt sich heute durch orthopädisch-operative Maßnahmen entscheidend verbessern.

Wesentliche Erkenntnis ist, daß bereits frühzeitig Bewegungseinschränkungen der Gelenke der unteren Extremitäten zu beobachten sind, die allerdings nur bei subtiler Untersuchungstechnik erkannt werden können (Forst 1994). Es sind nicht so sehr die manifesten Beugekontrakturen, die im Frühstadium relevant sind, sondern vielmehr der Verlust der physiologischen Überstreckfähigkeit von Hüft-, Knie- und Sprunggelenken sowie eine deutliche Adduktionseinschränkung der Hüftgelenke, hervorgerufen durch eine Kontraktur des Tractus ilio-tibialis. Gerade letzterer führt dazu, daß die Jungen zu einem mehr breitbeinigen Gang gezwungen werden, um mit aufrechtem Oberkörper gehen zu können, wodurch die Fallneigung und Gangunsicherheit begünstigt werden. In über 80% finden sich diese frühen Bewegungseinschränkungen bereits bei Patienten im Alter von 4–6 Jahren. Da ab einem Alter von 6 Jahren die Krankheitsentwicklung weiter progredient ist, empfehlen wir heute bei Patienten, die frühe Bewegungseinschränkungen der Gelenke zeigen, eine Gesamtmuskelkraft von über

70% aufweisen (Quadrizepskraft mindestens 3 MRC) und in weniger als
5 sek. aus Rückenlage in den Stand kommen, eine kontrakturprophylakti-
sche Operation der unteren Extremitäten vorzunehmen.

Hierbei werden die Spinamuskeln (M. tensor fasciae latae, M. sartorius,
M. rectus femoris) abgelöst und zusätzlich der Tractus ilio-tibialis proximal
bis in die Glutealfaszie eingekerbt. Es folgt die komplette Aponeurektomie
des Tractus ilio-tibialis mit anhängendem Septum intermusculare, kombiniert mit einer Druchtrennung der fibrotischen Fasern des M. biceps femoris. Die Achillessehne wird frontal durchtrennt und in entspannter Position
zusammengenäht. Abgeschlossen wird die Operation durch eine subkutane
mediale Kniebeugesehnentenotomie. Beide Beine werden in einer Sitzung
operiert. Die Patienten erhalten keinen Gips. Bei subtiler Blutstillung erüb-
rigen sich Redondrainagen. Bei Verwendung intrakutan resorbierbarer
Nähte entfällt die Fadenentfernung, so daß die Gesamtmorbidität der Patienten minimal ist. Werden die Kinder zum idealen Zeitpunkt operativ behandelt, sind sie spätestens ab dem 2. postoperativen Tag wieder stehfähig,
das freie Gehen wird in aller Regel zwischen dem 8.–10. Tag erreicht. Unsere Arbeitsgruppe konnte weltweit bisher die meisten Patienten nach diesem
Behandlungsschema behandeln und die Ergebnisse in einer 10-Jahres-Stu-
die veröffentlichen (Forst und Forst 1999). Zusammenfassend läßt sich festhalten, daß die Patienten durch dieses orthopädische Behandlungskonzept
um fast 2 Jahre länger selbständig gehfähig bleiben als Patienten mit natür-
lichem Verlauf. Darüberhinaus ist diesen Patienten auch nach Verlust der
Gehfähigkeit der orthesen-unterstützte Stand mit all den damit verbundenen Vorteilen weiterhin möglich.

Die Erkenntnisse aus der deutschen Prednison/Deflazacort-Studie (Reitter
1997) zeigen zudem, daß durch postoperative Substitution mit Steroiden
möglicherweise ein noch größerer Effekt auf die Verlängerung der Gehfähigkeit erreicht werden kann, da die Operationen auf die Muskelkraftentwick-
lung keinen Einfluß nehmen und umgekehrt die Steroid-Medikation keinen
Einfluß auf die Kontrakturentwicklung hat. Ein synergistischer Effekt läßt
sich trendmäßig in unserem Kollektiv nachvollziehen. Nach Verlust der Gehfähigkeit sollte die Steroidmedikation allerdings abgesetzt werden, da durch
die Immobilität der Patienten die Nachteile der Steroidmedikation ihre Vorteile während der Phase der Gehfähigkeit überwiegen.

Wir vertreten die Auffassung, auch Patienten, die uns erst gegen Ende
ihrer Gehfähigkeit erstmals vorgestellt werden, ebenfalls an den unteren Extremitäten zur Behandlung der dann meist fortgeschritteneren Kontrakturen an Hüft-, Knie- und Sprunggelenken zu therapieren. Ziel ist das Erreichen des orthesen-unterstützten Standes für Rollstuhlpatienten. Es ist belegt, daß tägliches Stehen (mit Unterbrechung) von bis zu 2 Std. zu einer
deutlichen Verlangsamung der Progredienz der allfälligen Skoliose und der
restriktiven Ventilationsstörung führen. Kommt es zum Auftreten einer
Skoliose, so wird heute einheitlich die frühzeitige *Wirbelsäulenstabilisierung* von Th2/Th3 bis S1 als Methode der Wahl empfohlen, da nur hierdurch erreicht werden kann, die Sitzqualität dieser Patienten zu erhalten.

Wenn Symptome der chronischen Unterbeatmung erfragbar sind, sollte rechtzeitig die *apparativ-assistierte Beatmung* erfolgen. Werden Patienten in dieser Form komplex behandelt, so sind heute Lebensverlängerungen dieser Patienten signifikanten Grades zu verzeichnen. Im „Institute de Duchenne de Boulogne" der Universität von Poitiers/Frankreich (Leiter: Prof. Dr. Yves Rideau) konnte der Autor 5 Patienten mit DMD treffen, die alle über 30 Jahre alt waren, einer von ihnen sogar 42 Jahre alt.

▦ Diskussion

Es haben sich einige „allgemein anerkannte" Fakten herauskristallisiert, die die Grundlage für die orthopädisch operative Behandlung von Muskelerkrankungen bilden:

Die unterschiedlich progrediente *Muskelschwäche* bei den einzelnen Krankheitsbildern wird durch pathologische Veränderungen in der Muskulatur (Lipomatose/Fibrose) hervorgerufen. Sie führt letztlich über Bewegungseinschränkungen zur Ausbildung manifester *Kontrakturen* der Extremitätengelenke. Man weiß heute, daß die Kontrakturentwicklung alleine durch physiotherapeutische und/oder orthetischen Maßnahmen nicht effektiv beeinflußbar ist. Sind Kontrakturen einmal aufgetreten, so kommt es aufgrund des Elastizitätsverlustes der Muskulatur zum einen und aufgrund des stetigen Längenwachstums der Knochen zum anderen zur Ausbildung von *Deformitäten*. Diese Deformitäten wiederum lassen sich nur durch operative Behandlungsmaßnahmen suffizient behandeln. Sie sollten besser rechtzeitig durch prophylaktische operative Maßnahmen vermieden werden. Primär oder sekundär gehunfähige Patienten entwickeln insbesondere bei den rasch verlaufenden Krankheitsbildern (DMD, SMA) progrediente Skoliosen kombiniert mit einer restriktiven Ventilationsstörung, deren Auftreten und Verlauf nachweislich allein durch das Ermöglichen des orthesen-unterstützten Standes verzögert werden können.

Die orthopädische Therapie von Patienten mit Muskeldystrophien konzentriert sich demnach auf Veränderungen an den Extremitäten sowie der Wirbelsäule und darüber hinaus gerade bei den rasch verlaufenden Erkrankungen wie der DMD insbesondere auf die Atemtherapie.

Das orthopädische Therapiespektrum umfaßt neben unterschiedlichen operativen Eingriffen die Physio- und Ergotherapie, sowie die Versorgung mit Orthesen, Hilfs- und Rehabilitationsmitteln.

Ziele der operativen Behandlung sind die Erhaltung bzw. Wiedergewinnung der Geh- und/oder Stehfähigkeit, eine Verbesserung der Sitzposition bzw. Lungenfunktion durch operative Stabilisierung der Wirbelsäule im Rollstuhlstadium, das Ermöglichen einer Schuhversorgung sowie eine Handling- und Pflegeerleichterung für die die Patienten betreuenden Hilfspersonen.

Die Beantwortung von *drei Kernfragen* bestimmt letztlich die korrekte Indikationsstellung für die operative Behandlung von Patienten mit Muskelerkrankungen:

▦ Inwieweit wird durch eine operative Maßnahme wirklich ein *Rehabilitationswert* erreicht, d. h. die Lebensqualität des einzelnen Patienten in seiner individuellen psycho-sozialen Lebenssituation verbessert. Es muß in diesem Zusammenhang daher auch geprüft werden, ob die vorgesehene Operation psychisch und physisch dem Patienten und seiner Familie zugemutet werden kann.

▦ Welche *Operationstechnik* ist angezeigt

▦ Welcher ist der optimale *Zeitpunkt*, wobei man pauschal festhalten kann, daß je früher operative Eingriffe an den Extremitäten und der Wirbelsäule durchgeführt werden, um so geringer die Belastung des Patienten und umso günstiger das Ergebnis ist, da technisch wesentlich weniger invasive Eingriffe bei dann oftmals noch guter Konditionierung der Patienten angewandt werden können.

Die wesentlichen Gesichtspunkte der orthopädischen Behandlung bei Patienten mit Muskelerkrankung sind, daß diese Patienten mit Diagnosestellung einem erfahrenen Orthopäden vorgestellt werden, um das prophylaxeorientierte Gesamtkonzept durch konservative und operative Maßnahmen im Bereich der Extremitäten und der Wirbelsäule in vollem Umfang zum Tragen kommen zu lassen. Wichtigstes Ziel der orthopädischen Behandlung ist das Erhalten bzw. Erreichen des selbst durch Orthesen oder Hilfsmittel erreichten Standes. Mit dem aufrechten Stand sind gerade für diese Patienten eine Vielzahl von gravierenden Vorteilen verbunden, wie z. B. die Prophylaxe gegen Kontrakturen, Deformitäten, Skoliose und Osteoporose, aber auch die Optimierung der Lungenfunktion, Kreislaufanregung, Selbständigkeit sowie Handling- und Pflegeerleichterung für die betreuenden Personen. Optimal ist eine regelmäßige Kontrolle der Patienten – abhängig von der Progression des zugrundeliegenden Krankheitsbildes – im Abstand von 3 bis 12 Monaten.

▦ Zusammenfassung

Die orthopädische Behandlung von Patienten mit Muskelerkrankungen hat sich im letzten Jahrzehnt im Sinne eines prophylaktisch orientierten Behandlungskonzeptes grundlegend gewandelt. Moderne Narkose- und Operationsverfahren mit nur noch kurzen postoperativen Immobilisationszeiten haben gezeigt, daß die Progression dieser Erkrankungen keine prinzipielle Kontraindikation für das operative Vorgehen darstellt. Das orthopädische Therapiespektrum umfaßt neben frühzeitig durchzuführenden Operationen an den Extremitäten und der Wirbelsäule, die begleitende krankengymnastische Behandlung sowie die Versorgung mit Orthesen, Hilfs- und Rehabilitationsmitteln. Ziel unserer Behandlungsstrategie ist es, die Lebensqualität der Patienten mit diesen bis heute noch immer nicht kausal behandelbaren Krankheiten zu verbessern. Abhängig vom jeweils zugrundeliegenden Krankheitsbild wird insbesondere angestrebt, das Gehen oder zumindest den aufrechten Stand mit Orthesen oder Hilfsmitteln (z.B. Steh-trainer) zu erhalten bzw. zu erreichen, da stehfähige Rollstuhlpatienten mit rasch progredienten Muskelerkrankungen wesentlich langsamer eine Sko-liose und respiratorische Ventilationsstörung entwickeln. Die apparativ-as-sistierte Beatmung sollte nach heutiger Auffassung bei Patienten mit rasch progredientem Krankheitsverlauf (DMD, SMA) sehr frühzeitig eingesetzt werden, da hierdurch bronchopulmonale Infekte verhindert und das Allge-meinbefinden dieser Patienten erheblich verbessert werden kann.

▓ Literatur

1. De Leon-Falewski G (1977) Maintenance of mobility. Israel J med Sci 13:177–182
2. Diller KG (1989) Zur Wirkung von Nachtlagerungsschienen bei Kontrakturen in-folge von Muskeldystrophie Duchenne. Diss Univ Mainz
3. Forst J, Forst R (1999) Lower limb surgery in Duchenne muscular dystrophy. Neu-romuscular Disorders 9:176–181
4. Forst J, Forst R, Leithe H, Maurin N (1998) Platelet function deficiency in Du-chenne muscular dystrophy. Neuromuscular Disorders 8:46–49
3. Forst R (1994) Therapie bei Kindern mit Duchenne-Muskeldystrophie. In: Wei-mann G (Hrsg) Neuromuskuläre Erkrankungen, Pflaum, München, 68–88
5. Forst R, Benning J, Forst J, Hengstler K (1990) Indikation und Grenzen der Kor-settversorgung bei Muskelkrankheiten. Med Orthop Techn 110:88–95
6. Forst R, Forst J (1995) Importance of lower limb surgery in Duchenne muscular dystrophy. Arch Orthop Trauma Surg 114:106–111
7. Forst R, Forst J, Heller KD, Hengstler K (1997) Besonderheiten in der Behandlung von Skoliosen bei Muskelsystemerkrankungen. Z Orthop 137:95–105
8. Forst R, Krönchen-Kaufmann A, Forst J (1991) Duchenne-Muskeldystrophie – kontraktur-prophylaktische Operationen der unteren Extremitäten unter besonde-rer Berücksichtigung anästhesiologischer Aspekte. Clin Pediat 203:24–27
9. Heller K-D, Forst R, Forst J, Prescher A (1994) Interscapulo-scapulocostale Scapu-lopexie mit Trevira®-Band bei Scapula alata durch fazio-scapulo-humerale Mus-keldystrophie – morpho-anatomische Untersuchungen und Ausreißversuche zur Optimierung der Bandinsertion. In: Venbrocks RA, Salis-Soglio G (Hrsg) Jahr-buch der Orthopädie, Biermann, Zülpich, 173–186
10. Hopf C, Forst R, Stürz H, Carstens C, Metz-Stavenhagen P (1993) Indikation zur Operation bei kongenitalen und neuromuskulären Skoliosen. Dtsch. Ärztebl. 90A(43):2845–2852
12. Hsu JD (1993) Orthopaedic care of the ventilated neuromuscular patient. In: Bockelbrink A (Hrsg) Langzeit- und Heimbeatmung -Spätfolgen nach Poliomyeli-tis, Stiftung Pfennigparade, München, 190–199
13. Imhäuser G (1997) Die Behandlung des schweren Hohlklumpfußes bei der neura-len Muskelatrophie. Z Ortho. 122:827–834
16. Reitter B (1997) Prednisolone versus deflazacort. In: 47th ENMC Workshop report. Neuromuscular Disorders 7:264–265
17. Rideau Y (1987) New therapeutic propositions in muscular dystrophy. Update in Muscle Diseases, Hammersmith Hospital London
18. Siegel IM (1977) Prolongation of ambulation through early percutaneous tenoto-my and bracing with plastic orthoses. Israel J med Sci 13:192–196

Rheumaorthopädie

1

Krankheitsbild und Verlauf der juvenilen chronischen Arthritis in Abhängigkeit der Subgruppen

H. Truckenbrodt

Der Orthopäde trägt wesentlich zur Frühdiagnose und Behandlung der Juvenilen Chronischen Arthritis bei (JCA), die im angloamerikanischen Raum nach wie vor als Juvenile Rheumatoide Arthritis bezeichnet wird. Eine internationale Kommission hat die Bezeichnung Juvenile Idiopathische Arthritis vorgeschlagen. Diese neue Nomenklatur und Klassifikation soll bis zu ihrer Validierung wissenschaftlichen Fragestellungen vorbehalten werden.

Nach umfangreichen *epidemiologischen Untersuchungen* – prospektiv in Garmisch-Partenkirchen, retrospektiv in Berlin-Buch – kann von einer Inzidenz von 5–6 und einer Prävalenz von 20–30 pro 100 000 Kinder ausgegangen werden. Daraus ergeben sich etwa 700–900 Neuerkrankungen an chronischer Arthritis bei Kindern bis 16 Jahren und ein Bestand von 3000–4500 Patienten in Deutschland.

Am häufigsten suchen die Eltern zunächst den Kinderarzt auf, wenn ein Gelenk anschwillt oder ihr Kind hinkt. An zweiter Stelle steht der Orthopäde; nach einer Studie unserer Klinik konsultieren nahezu 25% der Eltern bei einer Arthritis ihres Kindes primär den Orthopäden. Etwa ebenso viele Kinder und Jugendliche unter 16 Jahren dürften es sein, die dem Orthopäden vom Kinderarzt oder Allgemeinarzt überwiesen werden.

▦ Die Subgruppen der JCA – Wichtige Krankheitsentitäten

Die Prognose der JCA wird wesentlich von einer frühzeitigen Diagnose bestimmt. Die Forderung der Frühdiagnose wird jedoch durch eine *umfangreiche, altersabhängige Differentialdiagnose* erschwert. Wir müssen neben den orthopädischen Erkrankungen im engeren Sinne vor allem reaktive und postinfektiöse Arthritiden, septische Arthritiden, die kindlichen Kollagenose und Vaskulitis-Syndrome sowie eine Reihe von nicht rheumatischen kindlichen Systemerkrankungen bedenken und ausschließen, bevor die Diagnose einer JCA gestellt werden kann. Immer muß die Diagnose wie ein Puzzlespiel zusammengesetzt werden; jeder Stein kann bedeutsam sein. Erleichtert wird die diagnostische Zuordnung durch die verschiedenen Subgruppen. Sie vermitteln uns gleichzeitig wichtige Hinweise für den Verlauf und somit unser therapeutisches Vorgehen:

Tabelle 1. Juvenile chronische Arthritis-Subgruppen

Oligoarthritis		Polyarthritis		Systemische JCA
Frühkindl. Beginn Type I	HLA B 27 assoz. Typ II	Seroneg.	Seropos.	
♀≫♂	♂≫♀	♀>♂	♀>♂	♂=♀
Assymmetrisch Oligoarthritis überwiegend große Gelenke untere Extremität		Symmetrische Polyarthritis große und kleine Gelenke		60% Polyarthritis 40% Oligoarthritis
Chronische Uveitis	Akute Uveitis Enthesopathien Rückenschmerzen Familienanamnese		Rheumaknoten	Fieber, Exanthem Beteiligung innere Organe
70–80% ANA	70–80 HLA B27	RF negativ 20% ANA	RF positiv 60% ANA	–

In der EULAR-Klassifikation der JCA von Oslo aus dem Jahr 1977 wurden *fünf Subgruppen* definiert, eine systemische, zwei polyartikuläre und zwei oligoartikuläre Formen. Die Zuordnung dieser Beginnformen erfolgt nach 3 bzw. 6 Monaten (Tabelle 1).

Die Subgruppen stellen nach heutigen Kenntnissen eigenständige Krankheitsentitäten dar. Sie unterscheiden sich durch Alter und Geschlecht, die Anzahl und das Muster der Gelenke sowie den Befall der Augen und systemische Zeichen wie Fieber und Mitbeteiligung innerer Organe. Entscheidend ist also *das klinische Bild.* Laborbefunde können zur Differenzierung beitragen und die Diagnose erleichtern oder teilweise auch bestätigen. Sie können jedoch völlig normal ausfallen. Auch allgemeine Entzündungszeichen können fehlen!

Die *oligoartikuläre Manifestationen* mit nur einem oder wenigen Gelenken stellen die häufigsten Formen dar. Es werden überwiegend große Gelenke in asymmetrischem Muster befallen, am häufigsten Knie- und Sprunggelenke. Die übliche Grenze von vier Gelenken kann auch überschritten werden. Sind 6–8 Gelenke erkrankt, sprechen wir von der *erweiterten oligoarthritischen Form.* Die Polyarthritis zeichnet sich durch die Symmetrie und den Befall großer und kleiner Gelenke aus. Innerhalb von 3–6 Monaten werden meist 10 und mehr Gelenke befallen.

Immer müssen wir bedenken, daß *das gesamte Kind* erkrankt ist. Je mehr Gelenke befallen sind, um so mehr werden die Kinder in ihren Alltagsaktivitäten und Leistungsfähigkeit eingeschränkt. Schwere Formen beeinträchtigen das allgemeine Längenwachstum und gefährden gleichzeitig die altersentsprechende psychosoziale Entwicklung.

▦ Frühkindliche Oligoarthrits (Oligoarthritis I)

▦ **Erkrankungsbeginn.** Die frühkindliche Oligoarthritis stellt die am besten definierte und häufigste Subgruppe dar. Sie beginnt im Kleinkind- und Vorschulalter mit einem *Gipfel im 3. bis 5. Jahr* und befällt in etwa *80% Mädchen*. Am Anfang ist meist nur ein Knie- oder Sprunggelenk erkrankt. In den nächsten 3-6 Monaten kommen meist noch andere Gelenke hinzu, wobei die Gesamtzahl 3-4 Gelenke selten überschreitet. Die Kinder werden meist dadurch auffällig, daß sie hinken und humpeln, bzw. nicht mehr gehen und getragen werden wollen. Von den Eltern wird oft ein Alltagstrauma angeschuldigt. Von Anfang an müssen wir auf eine chronische Iridocyclitis (IRZ) achten. Typischerweise beginnt sie meist ohne Lichtscheu oder Konjunktivitis. Nur der Augenarzt kann die Diagnose an der Spaltlampe stellen. In etwa 70% sind antinukleäre Antikörper nachweisbar. Die serologischen Entzündungszeichen sind meist nur gering ausgeprägt oder können völlig fehlen.

▦ **Langzeitverlauf.** Bei der Mehrzahl der Kinder hat die *Arthritis* eine *günstige Prognose*, wenn wir alle therapeutischen Möglichkeiten ausschöpfen. Destruierende Gelenkschäden können vor allem an den Ellenbogen-, Fuß-, Kiefer- und auch an den selten betroffenen Handgelenken auftreten (Tabelle 2). Bei einem Teil der Kinder breitet sich die Arthritis auf 5 bis 8 Gelenke im Sinne der „erweiterten oligoartikulären Form" aus.

Die Hauptgefahr geht von der *chronischen Iridozyclitis* aus. Sie ist bei nahezu der Hälfte der Kinder zu erwarten und tritt selten vor, am häufigsten in den ersten beiden Jahren nach Beginn der Arthritis auf. Unbehandelt führt sie oft rasch zu schweren Defektheilungen mit Sehstörungen bis zur Erblindung. Auch für die Iridocyclitis gilt, daß der Verlauf entscheidend von der frühzeitigen Diagnose bestimmt wird. Die Kinder werden daher alle 6 Wochen dem Augenarzt vorgestellt.

In etwa 5-10% geht die frühkindliche Oligoarthritis meist schon in den ersten beiden Erkrankungsjahren in eine schwer verlaufende, destruierende Polyarthritis über, die therapeutisch schwierig zu beeinflussen ist. Möglicherweise verkörpert dieser Verlauf ein eigenständiges Krankheitsbild, also eine weitere Subgruppe.

▦ Die Oligoarthritis Typ II/juvenile Spondarthritis

▦ **Erkrankungsbeginn.** Im Gegensatz zur frühkindlichen Form beginnt die Oligo II erst ab dem *5. bis 6. Lebensjahr* und befällt in *80-90% Jungen*. In den ersten 3-6 Monaten sind vor allem Knie- und Sprunggelenke, oft auch schon MTP-Gelenke betroffen, wobei meist 2-4 Gelenke erkranken. Ein weiteres Leitsymptom stellen die *Sehnenansatzschmerzen* in Folge einer Tenoostitis dar. Sie können der Arthritis vorausgehen und sind vor allem im Bereich der Ferse, aber auch in der Nähe verschiedener Gelenke lokalisiert sein, so daß die Kinder wegen Arthralgien den Arzt aufsuchen.

Die Oligoarthritis II gehört zu den *HLA-B27-assoziierten Erkrankungen,* wie die reaktiven Arthritiden nach enteralen Infektionen, M. Crohn, Colitis ulcerosa sowie der M. Bechterew. Entsprechend finden wir in den Familien etwa 25% derartige Erkrankungen. Nimmt man die unklaren Rückenschmerzen im Sinne der seronegativen Spondarthropathien bzw. die Sakroiliitis hinzu, wird man in der Familie meist fündig.

■ **Langzeitverlauf.** Die Oligoarthritis kann in jedem Stadium zur Ruhe kommen, aber auch auf weitere Gelenke übergehen und gelegentlich ein polyarthritisches Bild entwickeln. Im Verlauf ist vor allem auf eine *Coxitis* zu achten, die sich überwiegend mit Beginn der Pubertät bzw. in der Adoleszenz entwickelt. Sie kann rasch zu Knorpel- und Knochenschäden bis hin zur vollständigen Zerstörung der Hüftgelenke führen (Tabelle 2).

Bei der Mehrzahl der Kinder tritt im weiteren Verlauf eine *Sakroiliitis* auf, die meist einseitig beginnt und nach 1–3 Jahren die gegenüberliegende Seite befällt. Die Kinder klagen oft wenig über Rückenschmerzen, nach denen wir fragen müssen. Sie können jedoch auch von ausgeprägten Schmerzen im Bereich der LWS oder der Iliosakralgelenke geplagt werden.

Sobald die Sakroiliitis gesichert werden kann, sprechen wir von einer *juvenilen Spondarthritis.* Damit soll zum Ausdruck kommen, daß die Arthritis der peripheren und stammnahen Gelenke im Vordergrund steht, jedoch später die Wirbelsäule befallen werden kann. Selten entwickeln die Kinder oder Adoleszenten eine Spondylitis bzw. Spondylodiszitis. Eine Spondylitis ancylosans, der M. Bechterew kommt bei Kindern nicht vor. Wir vermeiden die Diagnose im Kindesalter; sie führt zu Mißverständnissen und unnötigen Sorgen. Nach den bisherigen Langzeituntersuchungen ist bei etwa 15–20% der Kinder im Erwachsenenalter, frühestens ab dem 20. Lebensjahr mit einer ankylosierten Spondylitis zu rechnen.

Tabelle 2. Risikogelenke in Abhängigkeit der Subgruppe (JCA)

Oligo I	Oligo II	Polyarthritis		SJCA
		seroneg.	seropos.	
Füße	Hüften	HWS	Hände	HWS
Ellenbogen	MTP	Hände	Füße	Hände
Hände	ISG	Füße	Knie	Füße
		Hüften	Schulter	später Hüften
+	++	+	++	++

Hüftgelenke bei Oligo II und SJCA besonders gefährdet.
+ = meist langsam progredient; ++ = meist rasch progredient

■ Seronegative und seropositive Polyarthritis

■ **Erkrankungsbeginn.** Die eigentlich *kindliche Form* der Polyarthritis verläuft definitionsgemäß *seronegativ*, d.h. der IgM-Rheumafaktor ist nicht nachweisbar. Die seronegative Polyarthritis kann in jedem Alter beginnen, betrifft mehr Mädchen und steht zahlenmäßig im Vordergrund. Sie beginnt oft schleichend, so daß Monate vergehen können bis die Bewegungsverarmung und zunehmende „Ungeschicklichkeiten" richtig zugeordnet werden, zumal die Laborbefunde völlig normal ausfallen können.

Die *seropositive Polyarthritis* mit Nachweis des IgM-Rheumafaktors bezeichnen wir auch als adulte Form, da sie der CP der Erwachsenen entspricht. Sie kann beim Kind mit Beginn der Pubertät ihren Anfang nehmen. Da sie meist rasch progredient verläuft, bedarf sie einer aggressiven medikamentösen Therapie.

■ **Langzeitverlauf.** Die kindliche, also seronegative Form verläuft mehr proliferativ und „geordnet", d.h. wenig destruierend, wenn sich auch Wachstumsstörungen und Knöchelläsionen im Laufe der Jahre an HWS, Händen und Füßen sowie den Hüften und den Temperomadibulargelenken entwickeln können (Tabelle 2). Es überwiegen die funktionellen Einschränkungen, die Gelenkkontrakturen und Fehlstellungen bei relativ geringen Röntgenveränderungen.

Im Gegensatz dazu kann die seropositive Form schon im ersten Jahr schwere Schäden verursachen. Gefährdet sind vor allem die Hände und Füße, aber auch Knie- und Schultergelenke.

■ Systemische juvenile chronische Arthritis (SJCA)

■ **Erkrankungsbeginn.** Dies systemische Form nimmt überwiegend im *Kleinkindesalter* ihren Anfang und befällt Jungen und Mädchen gleichermaßen. Sie beginnt mit *hohem Fieber über 39°C*, das über zwei Wochen und länger anhält und häufig mit einem Exanthem verbunden ist. Neben Lymphknoten-, Leber- und Milzvergrößerung muß auf eine Polyserositis mit Bauchschmerzen und einer Peri(myo)karditis geachtet werden. Die Kinder sind schwerkrank und müssen meist in Kinderkliniken aufgenommen werden. Die Diagnose kann dadurch erschwert werden, daß die Arthritis erst Wochen bis Monate (Jahre) später nachfolgt. Sie manifestiert sich seltener als Oligoarthritis, häufiger als Polyarthritis. Das Labor hilft uns wenig weiter. Es bestehen zwar ausgeprägte Entzündungszeichen; spezielle rheumatische Befunde fehlen jedoch.

■ **Langzeitverlauf.** Die SJCA stellt ein besonderes Sorgenkind innerhalb der JCA dar. Wir könnten heute zwar den meisten Kindern gut helfen, die Krankheitsaktivität durch eine intensive, oft kombinierte immunsuppresive Therapie in Kontrolle bringen. Ein kleinerer Teil bleibt jedoch aktiv. Vor allem bei polyarthritischem Befall kann es in der HWS, den Händen und Füßen schon in den ersten Krankheitsjahren zu schweren *zerstörenden*, teilweise *mutilierenden Veränderungen* kommen. Später, oft erst nach 5 bis 10 Jahren tritt die destruierende Coxitis häufig in den Vordergrund. Sie behindert die Kinder erheblich und erfordert eine enge Zusammenarbeit von Kinderrheumatologen und operativ tätigen Rheumaorthopäden.

Kinder mit schweren Formen bleiben schon durch die Erkrankung – leider auch durch die Corticoid-Therapie – in ihrem Längenwachstum zurück. Der *Kleinwuchs*, wie auch die schwere Polyarthritis mit ihren Folgen an den Gelenken können die körperliche und psychosoziale Entwicklung der Kinder deutlich beeinträchtigen. Etwa 5–8% der Kinder entwickeln eine *Amyloidose*. Eine weitere Komplikation stellt das *makrophagenaktivierende Syndrom* dar, das sich durch plötzliches Fieber mit Bewußtseinsstörungen, einem Exanthem und Hepatosplenomegalie, verbunden mit Leukopenie, Thrombopenie, Anstieg von Triglyceride und Transaminasen ankündigt.

■ Psoriasis-Arthritis

Die Psoriasis-Arthritis gehört ebenfalls zur juvenilen chron. Arthritis. Sie manifestiert sich klinisch ähnlich wie die Subgruppen der JCA, wobei oligoartikuläre Formen überwiegen. Beim Kind tritt die Psoriasis nur selten vor oder gleichzeitig, oft erst spät nach der Arthritis auf. Neben den typischen Hautveränderungen ist auf diskrete Effloreszenzen am Haaransatz, im Nabel und in der Analfalte zu achten. Auch Tüpfelnägel oder der Befall von Fingerendgelenken sowie der Strahlbefall von Fingern und Zehen können auf eine Psoriasis-Arthritis hinweisen, kommen jedoch auch bei anderen Subgruppen vor.

■ Zusammenfassung

Die juvenile chron. Arthritis stellt Kinderärzten und Orthopäden vor wichtige gemeinsame diagnostische und therapeutische Aufgaben. Die Diagnose wird durch die Gliederung in verschiedene Subgruppen erleichtert, wobei wir zwei oligoartikuläre, zwei polyartikuläre und eine systemische Beginnform unterscheiden. Der Ausschluß aller ähnlichen Erkrankungen gehört zur Diagnose. Die Subgruppen weisen unterschiedliche Risiken auf. Durch die Zuordnung zu den Subgruppen erhalten wir wichtige Hinweise für den Verlauf und die Prognose. Die Subgruppen wirken sich somit maßgebend auf das therapeutische Vorgehen aus.

2

Bildgebende Verfahren in der Diagnostik der juvenilen chronischen Arthritis (JCA)

Renate Häfner

■ Einleitung

Für die Diagnose der juvenilen chronischen Arthritis gibt es keine bewei-senden Befunde. Sie muß aus verschiedenen Mosaiksteinen zusammenge-setzt werden. Dabei stehen Anamnese und Klinik im Vordergrund. Labor-befunde und bildgebende Verfahren ergänzen die Diagnostik.

In der Bildgebung bekommen wir die wichtigsten Aussagen von Sono-graphie und Röntgenbild. Die Kernspintomographie bleibt besonderen Fra-gestellungen vorbehalten. Weitere Verfahren werden gelegentlich zur Diffe-rentialdiagnostik eingesetzt, für die Beurteilung der JCA kann auf z. B. Szintigraphie oder CT verzichtet werden.

Zu Krankheitsbeginn hat die Bildgebung vor allem Bedeutung für die Differentialdiagnose. Mit Röntgenaufnahmen ggf. ergänzt durch die MRT können z. B. Tumoren, aseptische Nekrosen, Skelettdysplasien oder septi-sche Prozesse ausgeschlossen werden. Submetaphysäre Aufhellungen, Osteolyseherde oder Periostreaktionen an den langen Röhrenknochen wei-sen auf eine Leukämie hin, die klinisch das Bild der JCA nachahmen kann.

■ Bedeutung des Röntgenbildes

Die Röntgenaufnahme ist in den ersten Wochen bis Monaten meist noch unauffällig und kann somit zur Primärdiagnostik wenig beitragen. Sie gilt jedoch nach wie vor als Standard für die Verlaufsbeurteilung der JCA.

Erste Veränderungen wie gelenknahe Osteoporose und Rarefizierung der Knochenstruktur sind noch unspezifische Zeichen. Typisch für den ent-zündlichen Prozeß im Kindesalter erscheinen radiologisch schon innerhalb von Monaten Wachstumsstörungen, die vor allem bei asymmetrischem Be-fall deutlich werden [8].

Beim Kleinkind steht die Wachstumsbeschleunigung der gelenknahen Knochenanteile im Vordergrund. Dies ist besonders auffällig an den Pha-langen und am Kniegelenk. Klinisch resultiert eine Verlängerung betroffe-ner Finger und Zehen oder eine Beinlängendifferenz. Am Hüftgelenk kann die Verbreiterung des Femurkopfes zur Inkongruenz der Gelenkanteile füh-ren und eine sekundäre Pfannendysplasie bewirken [2, 4, 7] (Abb. 1).

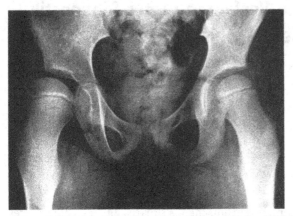

Abb. 1. Arthritis im rechten Hüftgelenk bei einem 5-jährigen Mädchen: Verbreiterung und Lateralisation des Femurkopfes mit unzureichender Überdachung

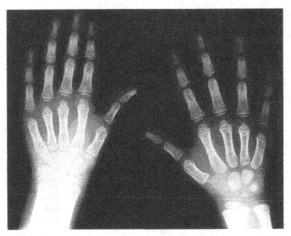

Abb. 2. Arthritis im linken Handgelenk: Ossifikationsbeschleunigung der Carpalia sowie der distalen Radiusepiphyse. Die Carpalia sind deutlich kleiner als auf der gesunden Seite, die Handwurzel insgesamt verschmälert

Hand- und Fußwurzel reagieren auf den entzündlichen Prozeß mit einer Ossifikationsbeschleunigung. Dabei bleiben die Carpalia und Tarsalia jedoch kleiner mit Verschmälerung der gesamten Hand- oder Fußwurzel (Abb. 2).

Bei älteren Kindern bzw. längerem Krankheitsverlauf imponiert die Wachstumsminderung. Bleibende Verkürzungen von Fingern und Zehen weisen im Röntgenbild eine vorzeitige Ossifikation der Wachstumsfugen von Metacarpalia, Metatarsalia oder Phalangen auf. Eine Verkürzung der distalen Ulna bei Arthritis im Handgelenk begünstigt die fürs Kindesalter typische ulnare Fehlstellung der Mittelhand [3] (Abb. 3).

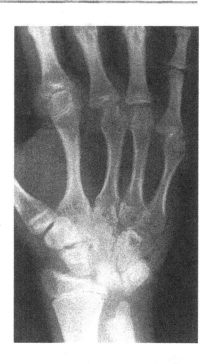

Abb. 3. Fortgeschrittene Arthritis im Handgelenk sowie den MCP II, III und V: Erhebliche Verkürzung der distalen Ulna mit Subluxation der Handwurzel nach ulnar. Verkürzung auch der Metacarpalia III und V mit vorzeitigem Schluß der Wachstumsfugen. Beginnende Ankylosierungen im Handwurzelbereich

Das klinische Zeichen einer Flexotenosynovitis an Händen und Füßen kann radiologisch verifiziert werden durch Periostreaktionen an Metacarpalia, Metatarsalia oder den Phalangen. Die Periostabhebungen sind jedoch nur kurzzeitig zu erkennen. Sie ossifizieren im weiteren Verlauf und hinterlassen eine Verbreiterung der betroffenen Knochen [6] (Abb. 4).

Für die Verlaufsbeurteilung der JCA sind vor allem destruktive Prozesse an den Gelenken bedeutsam [1, 7]. Es beginnt meist mit einer Zerstörung des Gelenkknorpels, die sich radiologisch in einer Gelenkspaltverschmälerung äußert. Knöcherne Destruktionen lassen zunächst eine Auflösung der Grenzlamelle erkennen sowie kleine subchondrale Erosionen und Zysten. Im weiteren Verlauf nehmen Zysten und Usuren an Größe zu, tieferliegende Knochenbereiche werden arrodiert. In schweren Fällen kann es zur weitgehenden Destruktion der gelenkbildenden Knochenanteile kommen, gelegentlich auch zur Zerstörung der Wachstumsfugen. Neben der Arrosion von Knorpel und Knochen durch aggressives Entzündungsgewebe spielen bei der Zerstörung auch vasogene Faktoren eine Rolle. Besonders an den Femurköpfen können ischämische Osteonekrosen zu einem raschen Zusammenbruch der Epiphysen beitragen [2, 7].

Der progrediente Verlauf einer JCA kann sich auch in ankylosierenden Veränderungen äußern. Besonders an der Halswirbelsäule erkennt man oft frühzeitig eine Verknöcherung der Bogenwurzelgelenke, üblicherweise beginnend bei C2/C3. Des weiteren können Ankylosierungen auch im Bereich der Hand- oder Fußwurzel auftreten [1, 7] (Abb. 3).

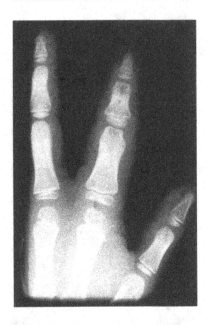

Abb. 4. Radiologische Veränderungen bei Flexotenosynovitis des linken Zeigefingers: Deutliche Verbreiterung der Grund- und Mittelphalanx

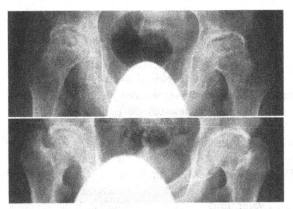

Abb. 5. Reparationsvorgänge und Umbau der Hüftgelenke bei einem Jungen mit systemischer JCA: Oben – destruktive Veränderungen im Alter von 12 Jahren. Unten – 4 Jahre später haben sich bei günstigem Krankheitsverlauf die knöchernen Konturen geglättet, die früheren Zysten weitgehend aufgefüllt. Als Residuen bestehen noch erhebliche Gelenkspaltverschmälerungen sowie eine Verkürzung der Schenkelhälse

Glücklicherweise deckt das Röntgenbild nicht nur fortschreitende Zerstörungsprozesse auf, sondern kann bei der JCA auch Wiederaufbauvorgänge demonstrieren. Kommt die Erkrankung zur Ruhe, sieht man oft eine Glättung der knöchernen Konturen, Auffüllung von Zysten und Usuren mit neu gebildetem Knochen sowie eine Regeneration des Gelenkspalts durch Bildung von Ersatzknorpel (Abb. 5).

■ Befunde bei der Gelenksonographie

Die Sonographie hat ihre Bedeutung vor allem bei der Beurteilung von Gelenken, die der Inspektion und Palpation schwer zugänglich sind [6]. So kann der Verdacht auf eine Arthritis der Hüft- oder Schultergelenke sonographisch durch Ergußbildung verifiziert werden. Häufig läßt sich dabei auch eine Synovialisverdickung vom echoarmen Erguß abgrenzen. Bei zottiger Synovialitis ragen die Zotten besonders eindrücklich in den Erguß vor (Abb. 6).

Die Sonographie ist auch indiziert zur Darstellung von Synovialzysten. Diese treten ausgehend von einer Gonarthritis vor allem in der Kniekehle auf und können von dort in die Wade absacken. Synovialzysten des Schultergelenkes beobachten wir bevorzugt bei systemischen Verläufen der JCA. Sie sind am Oberarm oder in der Axilla lokalisiert.

Frische Zysten weisen einen echofreien Inhalt auf mit typischer dorsaler Schallverstärkung. Bei längerem Bestehen wird der Erguß oft fibrinös oder der Zysteninhalt organisiert sich. Dann stellt sich die Zyste sonographisch echogen dar und kann manchmal vom umgebenden Muskelgewebe nur schwer differenziert werden (Abb. 7).

Nicht nur die Gelenk- sondern auch die Sehnenscheidenentzündung kann sonographisch beurteilt werden. Im Ultraschall sieht man dabei die Entzündung als echofreies Areal um die gut abgrenzbare echodichte Sehne (Abb. 8). Bei der JCA findet man Tenosynovitiden v.a. an den Fingerflexoren, seltener an den Handextensoren. Auch die Sehnenscheiden im Sprunggelenksbereich sind häufig betroffen. Mit dem Ultraschall kann im Zweifelsfall differenziert werden, ob die Entzündung vom Gelenk oder der Sehnenscheide ausgeht.

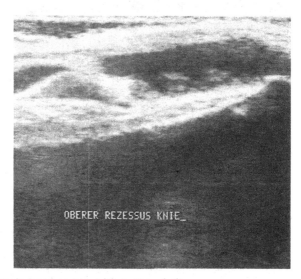

OBERER REZESSUS KNIE_

Abb. 6. Sonographische Darstellung einer zottigen Synovialitis im Kniegelenk

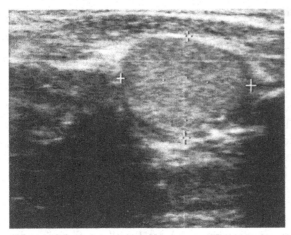

Abb. 7. Synovialzyste mit echogener Binnenstruktur am Oberarm

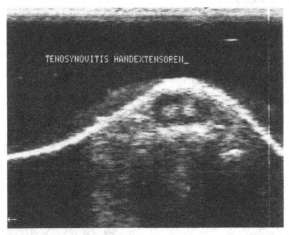

Abb. 8. Sonographische Darstellung einer Tenosynovitis der Handgelenksextensoren im Bereich des proximalen Carpus

■ Magnetresonanztomographie für bestimmte Fragestellungen

Die MRT schafft ideale Voraussetzungen für eine detaillierte Darstellung sowohl der entzündlichen Veränderungen als auch der Läsionen an Knorpel, Knochen und Weichteilen [2, 5–7, 9]. Das aufwendige Verfahren ist jedoch für die Routinediagnostik nicht geeignet.

Zu Krankheitsbeginn kann es gelegentlich für die Differentialdiagnostik eingesetzt werden.

Im Verlauf ergibt sich am ehesten eine Indikation, wenn einzelne Problemgelenke genauer beurteilt werden müssen, z. B. in Vorbereitung auf einen operativen Eingriff, oder wenn bei HWS-Beteiligung eine Einengung des Spinalkanals befürchtet werden muß.

■ Diskussion

Die Bildgebung ist ein wichtiger Beitrag für Erstdiagnose und Verlaufsbeurteilung der JCA. Dabei muß immer wieder neu entschieden werden, welches Verfahren die jeweilige Fragestellung ausreichend beantwortet – immer vor dem Hintergrund einer wirtschaftlich rationellen und für den Patienten wenig belastenden Diagnostik.

Dabei soll die Indikation zur Sonographie großzügig gestellt werden. Sie gibt Auskunft über das aktuelle Ausmaß der Entzündung und kann in kurzen Intervallen herangezogen werden, um Verlauf und Effektivität einer Therapie zu beurteilen.

Röntgenaufnahmen lassen den Verlauf über einen Zeitraum von Monaten bis Jahren erkennen. Dabei muß berücksichtigt werden, daß destruktive Veränderungen dem klinischen Verlauf nachhinken. So erkennt man progressive Zerstörungen an Knorpel und Knochen oft erst Monate nach der klinischen Schubsituation, evtl. zu einem Zeitpunkt, an dem es dem Patienten bereits wieder besser geht. Umgekehrt zeigen sich Reparaturvorgänge im Röntgenbild ebenfalls erst Monate oder gar Jahre nach der klinischen Stabilisierung.

Die MRT wird zur Diagnostik der JCA nach unseren Erfahrungen viel zu häufig eingesetzt. Ein erfahrener Untersucher wird dieses aufwendige Verfahren nur selten benötigen, da Anamnese, Klinik, Labor und die einfache Bildgebung zur Beurteilung normalerweise ausreichen. Die beeindruckende Darstellung von Entzündungsprozessen im Gelenk kann u. U. dazu verleiten, eine aggressive Therapieform zu wählen, wo weniger eingreifende Behandlungsmaßnahmen auch zum Erfolg führen würden. Bei der Indikation zur MRT muß sich der Untersucher besonders klar machen, welche Konsequenzen er aus dem Ergebnis ziehen will.

■ Zusammenfassung

Die Bildgebung ist ein wichtiger Bestandteil in der Diagnostik der JCA. Als Standardverfahren steht im Vordergrund die Röntgenaufnahme. Sie wird zu Krankheitsbeginn vor allem für die Differentialdiagnose benötigt. Im Verlauf der JCA gibt sie Auskunft über Wachstumsstörungen, Destruktionen, Ankylosierungen oder auch Reparationsvorgänge am Skelett. Mit der Sonographie wird die aktuelle Entzündung im Gelenk oder der Sehnenscheide beurteilt. Auch Synovialzysten können sonographisch gut dargestellt werden. Die Magnetresonanztomographie bleibt als aufwendiges Verfahren besonderen Fragestellungen an einzelnen Gelenken vorbehalten.

■ Literatur

1. Ansell BM, Kent PA (1977) Radiological changes in juvenile chronic polyarthritis. Skelet Radiol 1:129–144
2. Fantini F, Corradi A, Gerloni V, Failoni S, Gattinara M, Aprile L, Ferraris W, Arnoldi C (1997) The natural history of hip involvement in juvenile rheumatoid arthritis: A radiological and magnetic resonance imaging follow-up study. Rev Rhu (Engl Ed) 64(Suppl 10):173–178
3. Häfner R, Poznanski AK, Donovan JM (1989) Ulnar variance in children – standard measurements for evaluation of ulnar shortening in juvenile rheumatoid arthritis, hereditary multiple exostosis and other bone or joint disorders in childhood. Skelet Radiol 18:513–516
4. Häfner R (1997) Influence of inflammation and muscular imbalance on growth and form of the hip in juvenile chronic arthritis. Rev Rhum (Engl. Ed.) 64 (Suppl 10):169–172
5. Herve-Somma CMP, Sebag GH, Prieur AM, Bonnerot V, Lallemand DP (1992) Juvenile rheumatoid arthritis of the knee: MR evaluation with Gd-DOT A. Radiology 182:93–98
6. Poznanski AK, Conway JJ, Shkolnik A, Pachmann LM (1987) Radiologic approaches in the evaluation of joint disease in children. Rheum Dis Child 13:57–73
7. Reed MH, Wilmot DM (1991) The radiology of juvenile rheumatoid arthritis. A review of the english language literature. J Rheumatol 18 (Suppl 31):2–22
8. Truckenbrodt H, Häfner R (1991) Allgemeine und lokale Wachstumsstörungen bei juveniler chronischer Arthritis im Kindesalter. Schweiz Med Wschr 121:608–620
9. Verbruggen LA, Shahabpour M, van Roy P, Osteaux M (1990) Magnetic resonance imaging of articular destruction in juvenile rheumatoid arthritis. Arthr Rheu 33:1426–1430

Labordiagnostik der juvenilen chronischen Arthritis

T. DICK

Die juvenile chronische Arthritis (JCA) beinhaltet eine Reihe klinisch und immungenetisch heterogener Erkrankungen, die durch die in der Klassifikation vorgegebene Einteilung in drei Hauptgruppen aufgeteilt werden. Die Diagnose der JCA basiert auf klinischen Kriterien. Die Labordiagnostik kann hierzu nur als Ergänzung betrachtet werden. Neben einer Reihe von weniger krankheitsspezifischen Laborparametern, die die Krankheitsaktivität widerspiegeln, können die Untersuchung des Auftretens von Autoantikörpern wie antinukleären Antikörpern (ANA) und Rheumafaktoren (RF) sowie die HLA-B 27 Bestimmung wichtige diagnostische Hinweise geben. Das Risiko der Patienten, an einer Uveitis/chronischen Iridozyklitis zu erkranken, kann durch die Labordiagnostik besser abgeschätzt werden. Patienten, die zu einer Gruppe von Kindern gehören, die als juvenile ankylosierende Spondylitis (AS) zu bezeichnen sind, sowie die Patienten, die zu einer seropositiven Subgruppe mit schlechter Prognose und einem der rheumatoiden Arthritis (RA) ähnlichem Krankheitsbild gehören, lassen sich durch die Labordiagnostik leichter abgrenzen.

Einleitung

Die JCA läßt sich definitionsgemäß in drei Haupt-Untergruppen mit oligoartikulärem, polyartikulärem und systemischem Beginn unterscheiden [1]. Diese Untergruppen im Vergleich als auch einzeln sind bisher Gegenstand vieler Studien gewesen, die die Wertigkeit von Laborparametern zur Diagnose der JCA und die Assoziation zu dieser Gruppenaufteilung untersuchen. Neben weniger krankheitsspezifischen Parametern, die vor allem zur Feststellung der Krankheitsaktivität sowie des Grades entzündlicher Reaktionen dienen, wurden bisher die Aussagekraft der Bestimmung einer ganzen Reihe weiterer Parameter untersucht. Dazu gehören vor allem Autoantikörper, z.B. Rheumafaktoren, Immunkomplexe, antinukleäre Antikörper, anti-Phospholipid-Antikörper, anticytoplasmatische Antikörper und weitere mit RA assoziierte Antikörper. Immungenetische Untersuchungen dienen zum einen pathogenetischen Überlegungen, können zum anderen aber auch Hinweise auf die Zugehörigkeit der Patienten zu gewissen Risikogruppen geben. Für die wenigsten Parameter gibt es klare Aussagen zur

Spezifität und Sensitivität. Teilweise gibt es unterschiedliche Auffassungen zur Wertigkeit der Untersuchungen und stark abweichende Ergebnisse bei der Bestimmung verschiedener Parameter.

▦ Hauptteil

In der Labordiagnostik der JCA werden Parameter aus verschiedenen Bereichen der Labordiagnostik bestimmt:

▦ Entzündungsdiagnostik

Zur Bestimmung der Enzündungsaktivität können bei Patienten mit JCA die üblichen Laborparameter herangezogen werden: Hämatologische Abnormitäten entsprechend der Ausgeprägtheit der Entzündungsreaktion, mäßige normozytäre, hypochrome Anämie, Hb: 70–100 g/l, Eisen-Erniedrigung, Ferritin-Erhöhung, Leucozytose (30–50×10^9/l), CRP-Erhöhung, BSG-Erhöhung, Immunglobulin-Erhöhung [2]. Im Vergleich zum Normalbereich lassen sich beispielsweise bei JCA-Patienten mit Entzündungsaktivität erhöhte CRP-Werte feststellen: oligoartikulärer Beginn 3,4–14,5, polyartikulärer Beginn 2,8–59,7, systemischer Beginn 7,5–460 mg/l [3–5].

Weiterhin lassen sich bei JCA-Patienten erhöhte IgM-, IgG-, IgA- und C3- Werte nachweisen. Besonders IgA kann in einer zehnfach über den Normbereich liegenden Konzentration auftreten [5, 6]. Einige Autoren berichten von einer erhöhten Anzahl von Immunkomplexen bei Patienten mit JCA.

Auch in der Synovia-Analyse lassen sich deutlich Entzündungszeichen nachweisen (erhöhte Leukozytenzahl, erhöhter Eiweißgehalt).

▦ Autoantikörperdiagnostik

▦ **Anti nukleäre Antikörper (ANA).** ANA treten bei 30–70% der Patienten mit JCA auf. Die Titerangaben liegen im Mittel im Bereich von 1:40 bis 1:640. Als häufigstes Muster wird von den meisten Untersuchern homogen, von manchen auch speckled angegeben. Abgesehen vom Nachweis von Histon- und HMG-Antikörpern lassen sich die ANA kaum weiter differenzieren. Vereinzelt werden dsDNA-, RNP-, Sm- oder SS-A-Antikörper nachgewiesen, vor allem bei Patienten, die im weiteren Verlauf einen SLE entwickeln. Bei Kindern mit oligo- oder polyartikulärem Beginn der Erkrankung werden mehr ANA (50–80%) nachgewiesen als bei Patienten mit systemischem Beginn (~30%). Besonders bei Mädchen mit oligoartikulärem Beginn der JCA besteht die Gefahr des Auftretens einer chronischen Uveitis/Iridozyklitis. Bei diesen Patienten werden im besonderen Maße ANA nachgewiesen, je nach Studie bei 80 bis zu 100% der Patienten [7, 8]. In einer Studie wurden bei 7 von 8 JCA-Patienten ANA vor dem Auftreten der Uveitis nachgewiesen [9]. Die meisten Untersuchungen haben abgesehen von Uveitis und positivem RF keinen Zusammenhang zwischen ANA-Nachweis und anderen Krankheitszeichen aufgedeckt.

Bei der ANA-Differenzierung werden vor allem Antikörper gegen Histone sowie HGM1-, 2-, und 17-Proteine gefunden [10–14]. Die Anzahlen entsprechen etwa den Befunden für gesamt-ANA. Besonders häufig werden Antikörper gegen Histon H3 nachgewiesen. Auch anti-Histon-Antikörper treten signifikant vermehrt bei JCA-Patienten mit Uveitis auf.

In 9–17% der Patienten mit JCA lassen sich Granulocyten-spezifische ANA (GS-ANA) nachweisen [3, 4, 15, 16].

■ **Rheumafaktoren (RF).** Die meisten Studien zum RF Nachweis bei Kindern mit JCA finden in ca. 10% der Patienten IgM RF [3, 11, 12, 17]. Der Anteil von Patienten mit versteckten IgM-RF wird von verschiedenen Arbeitsgruppen von 0–68% angegeben. Ebenso schwanken die Angaben zur Spezifität im Vergleich zu gesunden Kontrollen sehr stark. Neben IgM-RF werden IgG-(methodenabhängig schwankend in bis zu 88% der Patienten) und IgA-RF [17] nachgewiesen. Aufgrund der sehr unterschiedlichen Angaben zum Auftreten dieser RF kommen sie für die Routinediagnostik nicht in Betracht. IgM-RF finden sich überwiegend in der Gruppe mit polyartikulären Beginn, IgA-RF sowohl bei Patienten mit polyartikulären wie auch mit oligoartikulären Beginn sowie juveniler Spondylarthropathie [17].

Im Gegensatz zu den IgG-RF und versteckten IgM RF ist der IgM Rheumfaktor-Test ein wertvoller Screening Test für die Diagnostik von RF positiven Arthritis mit schlechter Prognose bei Patienten mit JCA. Etwa 10% der Kinder mit JCA entwickeln eine solche seropositive Arthritis (meist Mädchen zwischen 10 und 16 Jahren, mit oligoartikulären Beginn, einer erosiven, HLA-DR4 assoziierten Arthritis), die der erwachsenen RA ähnlich ist [18].

■ **Anticytoplasmatische Antikörper (ANCA).** Bei Kindern mit JCA lassen sich auch anticytoplasmatische Antikörper nachweisen [3, 4, 16]. Dabei handelt es sich auschließlich um perinucleäre ANCA (pANCA) währenddem cANCA bei der JCA nicht beschrieben sind. In einer Studie von Mulder et al. (3) haben ANCA als Marker der JCA eine Sensitivität von 35% und eine Spezifität von 95% gegenüber Krankheitskontrollen. ANCA traten nur in 7% der Krankheitskontrollen und in 5% der Seren von Gesunden auf. ANCA traten bei Patienten mit aktiver Erkrankung (43,63%) häufiger als bei Patienten in Remission (22,8%) auf.

ANCA werden vor allem bei Patienten mit oligo- oder polyartikulärem Beginn der Erkrankung gefunden, bei Patienten mit systemischem Beginn gar nicht oder in geringerer Anzahl. Eine Assoziation zu anderen klinischen Merkmalen wurde nicht gefunden [3, 4]. Bei den meisten ANCA läßt sich die weitere Spezifität nicht klären. In einigen Fällen werden Antikörper; die gegen Myeloperoxidase (MPO) gerichtet sind; gefunden [16]. Keiner der JCA-Patienten mit anti-MPO-Antikörpern zeigt Anzeichen von Vaskulitis, die sonst häufig bei Patienten mit anti-MPO-Antikörpern auftreten [3].

■ **Anti-Phospholipid-Antikörper.** In 29–53% der Kinder mit JCA lassen sich anti-Cardiolipin (IgG und IgM) Antikörper nachweisen [12, 19–21]. Unterschiede zwischen den Patienten mit oligo-, poly-artikulärem oder systemischen Beginn lassen sich nicht feststellen. IgG Antikörper werden häufiger als IgM- Antikörper nachgewiesen. Während die meisten anti-Cardiolipin Antikörper mäßig bis moderat erhöht (>30 GLP und >20 MLP) auftreten, gibt es auch hochpositive Seren [19]. Zum Zusammenhang zwischen anti-Cardiolipin-Antikörpern und klinischen bzw. anderen Laborparametern gibt es unterschiedliche Auffassungen [18, 19]. Das gleichzeitige Auftreten von anti-Cardiolipin-Antikörpern und ANA ist häufig. Keiner der bisher bekannten JCA-Patienten mit anti-Cardiolipin-Antikörpern hatte Anzeichen von thrombo-embolischen Ereignissen, Livedo reticularis oder Thrombozytopenie oder eines Anti-Phospholipid-Syndromes, mit dem diese Antikörper in anderen Krankheitskollektiven assoziiert sind.

■ **RA assoziierte Antikörper.** Anti-perinukleärer Faktor (APFAk)-, anti Kreatin (AKA) – und anti-RA-33-Antikörper (RA33Ak) werden als diagnostische Marker für die adulte RA diskutiert. Auch bei Patienten mit JCA wurden diese Antikörper nachgewiesen [7, 22]. Gabay et al. [7] findet 1,6% APFAK, 27% AKA und 11% RA33Ak positive Seren von 124 JCA-Patienten. Serra et al. findet dagegen im Serum bei 42 (49%) von 86 Kindern mit JCA APF und AKA bei 3 (3,5%) der Kinder. Die konträren Ergebnisse lassen sich durch eine unterschiedliche technische Ausführung erklären (Beurteilung der APF-positiven Präparaten, Vorverdünnung der Seren). Weder AKA, APFAk noch RA33Ak können zur Diagnose oder Klassifizierung der JCA beitragen.

■ Immungenetische Diagnostik / HLA-B27

Es sind viele Assoziationen von unterschiedlichen HLA-Allelen mit JCA beschrieben. Auffällig ist, daß alle beschriebenen Assoziationen von DR Allelen, Allele betreffen, die zur Gruppe mit der DR52 Superspezifität gehören. Allele, die zur Gruppe mit der DR53-Superspezifität gehören, z.B. DR4 und DR7 sowie DQA1*0201 scheinen eher vermindert aufzutreten und somit eine gewisse Schutzfunktion auszuüben [23]. Eine Ausnahme stellen JCA Patienten mit seropositiver, erosiver Arthritis dar, bei denen häufiger HLA-DR4 zu finden ist. Bei Allelen, die im Kopplungsungleichgewicht stehen, ist häufig eine Ermittlung, für welche Allele die Assoziation besteht, schwierig.

Im einzelnen lassen sich für folgende Allele Assoziationen zur JCA finden: DRB1*1301, DRB1*0801, DRB1*1104, DRB3*0301, DQB1*0603, DQB1*0401,

DQA1*0103, DQA1*0101, DQA1*0403, DPB1*0201, A2, B27 [24, 25]. Die Kombination von DRB1*1301/DPB1*0201 bzw. DRB1*0801/DPB1*0201 ergibt höhere Odd-Ratios als durch die Addition der Einzelwerte zu erwarten wäre, was auf Interaktionsprozesse der Produkte dieser Genorte hinweist [24, 26]. Scholz et al. berichten von einer Analyse der HLA-Moleküle DRB1*11, 12, 08 und den im Kopplungsungleichgewicht stehenden DQA1-Molekülen DQA1*0401, 0501, 0601. Die Untersuchung ergab ein gemeinsames Motiv in der Position 42–53, welches andere DQA1-Moleküle nicht besitzen. Die Autoren vermuten, daß dieses Motiv mit der JCA assoziiert ist [27].

Wichtig für die Routinediagnostik ist vor allem die Möglichkeit zur Bestimmung von HLA-B27 im Zusammenhang mit der Diagnostik der ankylosierender Spondylitis. In einer 5-jährigen Follow-up-Studie konnte gezeigt werden, daß von HLA-B27-positiven Kindern mit JCA 32% der Patienten AS, Reiter-Syndrom, Psoriasis Arthritis oder chronisch entzündliche Darmerkrankungen entwickelten [28]. HLA-B27 kann vor allem bei Jungen mit spätem Beginn, Mädchen mit Apophysen-Gelenksfusion und Patienten mit reaktiver Artritis/inkomplettem Reiter-Syndrom nachgewiesen werden [29]. Es gibt Hinweise darauf, daß HLA-B27 vermehrt bei Patienten mit schweren Verläufen zu finden ist [30].

▦ Zytokine / Inhibitoren

In Seren bei Kindern mit JCR lassen sich bei der Bestimmung vieler Zytokine oder deren Inhibitoren Besonderheiten beobachten. Einige, z. B. IL-6 Erhöhung, lassen sich durch die Entzündungsreaktion und einer Akut-Phase-Reaktion erklären.

Besonders bei Patienten mit systemischem Beginn können erhöhte IL-1 Rezeptor-Werte auftreten, die auch mit dem Nachweis von CRP und Schwere der Gelenkbeteiligung korrelieren [31]. Auch lösliche IL-2-Rezeptoren sind in den Seren von JCA-Patienten mit oligoartikulärem, polyartikulärem und systemischen Beginn erhöht und korrelieren signifikant mit BSG, CRP und alpha1-saurem Glycoprotein. Bei Patienten mit systemischem Beginn ist die sIL-2R-Konzentration signifikant höher als in den beiden anderen Gruppen [32, 33]. Ebenfalls bei Kindern mit systemischem Beginn kann man eine deutlichen Erhöhung der sIL-6R-Konzentration finden [34]. Rezeptoren für Tumor-Nekrose-Faktor α können in Seren von Kindern mit JCA nachgewiesen werden, währenddem zum Nachweis von Tumor-Nekrose-Faktor α selbst unterschiedliche Ergebnisse vorliegen [35, 36]. Unter Umständen lassen sich Cytokine, z. B. IL-6, auch nur lokal im Gelenk stark erhöht finden, nicht aber im Serum [37]. De Benedetti et al. [38] berichten, daß während der aktiven Erkrankung, aber nicht in der Remisson, die Serum IL-6-Werte von Patienten mit oligo- u. polyartikulärem Beginn einer JCA signifikant erhöht seien. Eine Assoziation zwischen der IL-6-Konzentration, der Schwere der Gelenkbeteiligung, CRP und BSG soll bei Patienten mit aktiver polyartikulärer Erkrankung vorhanden sein. Ein Nachweis von IL-6, Tumor-Nekrose-Faktor α und IL-1-Antagonist parallel zu den Fieberschüben bei der JCA mit systemischem Beginn ist bekannt [39]. IL-1αI und αFN sind in Patienten mit JCA nicht nachweisbar [31, 37, 39].

■ Diskussion

Als Labordiagnostik der JCA bieten sich zunächst die Parameter an, die generell zur Bestimmung von Krankheits- und Entzündungsaktivität genutzt werden, wie beispielsweise BSG, CRP, Leukozytenzahl, Eisen, Ferritin und andere. Viele weitere Parameter bringen in der Diagnostik keinen Gewinn oder führen je nach Untersucher zu teilweise widersprüchlichen Ergebnissen oder zu sehr großen Differenzen bei den ermittelten Werten. Unterschiedliche Ergebnisse lassen sich durch die Untersuchung verschiedener Patientenkollektive, unterschiedliche Techniken bei der Parameterbestimmung oder unterschiedlichen Kriterien bei der Auswertung von Messungen erklären. Die Bestimmung einiger weiterer Labor-Parameter kann jedoch bei der Diagnostik der JCA hilfreich sein. ANA treten generell bei Patienten mit JCA auf (30–70%). Meist lassen sich die Antikörper nicht weiter differenzieren oder es werden anti-Histon oder anti-HMG-Antikörper gefunden. Die Fälle, bei denen eine Differenzierung z.B. die Bestimmung von Kollagenose spezifischen Antikörpern wie Sm oder RNP gelingt, weisen meist auf eine sich im weiteren Verlauf entwickelnde Kollagenose hin. Häufig tritt als Komplikation der JCA eine Uveitis auf, besonders bei weiblichen Patienten mit oligoartikulärem Beginn. Je nach Untersucher sind bei ca. 80–100% dieser Kinder ANA nachzuweisen. Der Nachweis von Rheumafaktoren, häufig bei Patienten mit oligoartikulärem, spätem Beginn, weist vielfach auf einen der adulten RA ähnlichen Krankheitsverlauf mit schlechter Prognose hin. Immungenetische Untersuchungen haben abgesehen von der HLA-B27 Diagnostik keine alltägliche Relevanz. Je nach benutzter Klassifikation sind Patienten mit juveniler AS zur JCA zu rechnen oder nicht. Die Bestimmung des HLA-B27-Allels kann im Sinne der Ausschlußdiagnostik bei der Einteilung nützlich sein.

■ Literatur

1. Gäre BA (1999) Juvenile arthritis – Who gets it, where and when? A review of current data on incidence and prevalence. Clin Exp Rheumatol 17:367–374
2. Cassidy JT, Petty RE (1990) Textbook of pediatric rheumatology. Curchill Livingstone
3. Mulder L, van Rossum M, Horst G, Limburg P, Graeff-Meeder ER, Kuis W, Kallenberg C (1997) Antineutrophil cytoplasmic antibodies in juvenile chronic arthritis. J Rheumatol 24:568–575
4. Speckmaier M, Rother E, Terreri T, Reiff A, Metzger D, Schuchmann L, Forster J, Peter HH, Brandis M (1996) Prevalence of anti-neutrophil cytoplasmic antibodies (ANCA) in juvenile chronic arthritis. Clin Exp Rheumatol 14:211–216

5. Gwyther M, Schwarz H, Howard A, Ansell BM (1982) C-reactive protein in juvenile chronic arthritis: an indicator of disease activity and possibly amyloidosis. Ann Rheum Dis 41:259–262

6. Martini A, Avanzini MA, Ravelli A, Zonta L, Plebani A, De Benedetti F, Burgio RG (1989) Variation of serum IgG subclass concentrations with disease activity in juvenile chronic arthritis. Ann Rheum Dis 48:582–585

7. Gabay C, Prieur AM, Meyer O (1993) Occurrence of antiperinuclear, anti-keratin, and anti-RA 33 antibodies in juvenile chronic arthritis. Ann Rheum Dis 52:785–789

8. Zarmbinski MA, Messner RP, Mandel JS (1992) Anti-dsDNA antibodies in laboratory workers handling blood from patients with systemic lupus erythematosus. J Rheumatol 19:1380–1384

9. Schaller JG, Johnson GD, Holborow EJ, Ansell BM, Smiley WK (1974) The association of antinuclear antibodies with the chronic iridocyclitis of juvenile chronic arthritis (Still's disease). Arthritis Rheum 17:409–416 (Abstr.)

10. Leak AM, Tuaillon N, Muller S, Woo P (1993) Study of antibodies to histones and histone synthetic peptides in pauciarticular juvenile chronic arthritis. Br J Rheumatol 32:426–431

11. Østensen M, Fredriksen K, Kass E, Rekvig OP (1989) Identification of antihistone antibodies in subsets of juvenile chronic arthritis. Ann Rheum Dis 48:114–117

12. Malleson PN, Fung MY, Petty YR, Mackinnon MJ, Schroeder ML (1992) Autoantibodies in chronic arthritis of childhood – relations with each other and with histocompatibility antigens. Ann Rheum Dis 51:1301–1306

13. Wittman B, Neuer G, Michels H (1990) Autoantibodies to nonhistone chromosomal proteins HMG-1 and HMG-2 in sera of patients with juvenile chronic arthritis. Arthritis Rheum 33:1378–1383

14. Neuer G, Bustin M, Michels H, Truckenbrodt H, Bautz FA (1992) Autoantibodies to the chromosomal protein HMG-17 in juvenile rheumatoid arthritis. Arthritis Rheum 35:472–475

15. Nässberger L, Truedsson L, Svantesson H (1991) Occurrence of autoantibodies against neutrophil granulocyte components in juvenile chronic arthritis. Clin Exp Rheumatol 9:79–83

16. Sediva A, Kolarova I, Bartunkova J (1998) Antineutrophil cytoplasmic antibodies in children. Eur J Pediatr 157:987–991

17. Gäre BA, Fasth A (1994) Serum concentration of hyaluronan, IgM and IgA rheumatoid factors in a population based study of juvenile chronic arthritis. Scand J Rheumatol 23:183–190

18. Leak AM (1988) Autoantibody profile in juvenile chronic arthritis. Ann Rheum Dis 47:178–182

19. Swartz MO, Delustro F, Silver RM, Carwile LeRoy E (1983) Antibodies to type II collagen in juvenile rheumatoid arthrits. Arthritis Rheum 26:S57 (Abstr)

20. Serra CRB, Rodrigues SH, Silva NP, Sztajnbok FR, Andrade LEC (1999) Clinical significance of anticardiolipin antibodies in juvenile idiopathic arthritis. Clin Exp Rheumatol 17:375–380

21. Southwood TR, Roberts-Thomson PJ, Ahern MJ, Shepherd K, McEvoy R, Ziegler JB, Edmonds J (1990) Autoantibodies in patients with juvenile chronic arthritis and their immediate family relatives. Ann Rheum Dis 49:968–972

22. Serra CRB, Rodrigues SH, Sztajnbok RR, Silva NP, Andrade LEC (1999) Antiperinuclear factor and antibodies to the stratum corneum of rat esophagus in juvenile idiopathic arthritis. J Pediat 134:507–509

23. Haas JP, Nevinny-Stickel C, Schoenwald U, Truckenbrodt H, Suschke J, Albert ED (1994) Susceptible and protective major histocompatibility complex class II alleles in early-onset pauciarticular juvenile chronic arthritis. Hum Immunol 41:225–233

24. Fernandez-Via M, Fink CW, Stastny P (1994) HLA associations in juvenile chronic arthritis. Clin Exp Rheumatol 12:205–214
25. Donn RP, Thomson W, Pepper L, Carthy D, Farhan A, Ryder C, Southwood T, Holt L, Ollier W (1995) Antinuclear antibodies in early onset pauciarticular juvenile chronic arthritis (JCA) are associated with HLA-DQB1*0603: a possible JCA-associated human leucocyte antigen haplotype. Br J Rheumatol 34:461–465
26. Paul C, Haas JP, Schoenwald U, Truckenbrodt H, Bettinotti MP, Bonisch J, Brunnler G, Keller E, Nevinny-Stickel C, Yao Z (1994) HLA class I/class II interaction in early onset pauciarticular juvenile chronic arthritis. Immunogenetics 39:61–64
27. Scholz S, Albert ED (1993) Immunogenetic aspects of juvenile chronic arthritis. Clin Exp Rheumatol 11 Suppl 9:S37–S41
28. Prieur AM (1987) HLA B27 associated chronic arthritis in children: review of 65 cases. Scand J Rheumatol Suppl 66:51–56
29. Friis J, Morling N, Pedersen FK, Heilmann C, Jorgensen B, Svejgaard A, Thomsen K (1985) HLA-B27 in juvenile chronic arthritis. J Rheumatol 12:119–122
30. Savolainen HA, Lehtimaki M, Kautiainen H, Aho K, Anttila P (1998) HLA B27: a prognostic factor in juvenile chronic arthritis. Clin Rheumatol 17:121–124
31. De Benedetti F, Pignatti P, Massa M, Sartirana P, Ravelli A, Martini A (1995) Circulating levels of interleukin 1 beta and of interleukin 1 receptor antagonist in systemic juvenile chronic arthritis. Clin Exp Rheumatol 13:779–784
32. Müller K, Pedersen FK, Wiik A, Bendtzen K (1992) Lymphokines and soluble interleukin-2 receptors in juvenile chronic arthritis. Clinical and laboratory correlations. Rheumatol Int 12:89–92
33. Fassbender K, Michels H, Vogt P, Aeschlimann A, Müller W (1992) Soluble interleukin-2 receptors in children with juvenile chronic arthritis. Scand J Rheumatol 21:120–123
34. Keul R, Heinrich PC, Müller-Newen G, Müller K, Woo P (1998) A possible role for soluble IL-6 receptor in the pathogenesis of systemic onset juvenile chronic arthritis. Cytokine 10:729–734
35. Gattorno M, Picco P, Buoncompagni A, Stalla F, Facchetti P, Sormani MP, Pistoia V (1996) Serum p55 and p75 tumour necrosis factor receptors as markers of disease activity in juvenile chronic arthritis. Ann Rheum Dis 55:243–247
36. De Benedetti F, Pignatti P, Massa M, Sartirana P, Ravelli A, Cassani G, Corti A, Martini A (1997) Soluble tumour necrosis factor receptor levels reflect coagulation abnormalities in systemic juvenile chronic arthritis. Br J Rheumatol 36:581–588
37. Lepore L, Pennesi M, Saletta S, Perticarari S, Presani G, Prodan M (1994) Study of IL-2, IL-6, TNF alpha, IFN gamma and beta in the serum and synovial fluid of patients with juvenile chronic arthritis. Clin Exp Rheumatol 12:561–565
38. De Benedetti F, Robbioni P, Massa M, Viola S, Albani S, Martini A (1992) Serum interleukin-6 levels and joint involvement in polyarticular and pauciarticular juvenile chronic arthritis. Clin Exp Rheumatol 10:493–498
39. Rooney M, David J, Symons J, Di Giovine F, Varsani H, Woo P (1995) Inflammatory cytokine responses in juvenile chronic arthritis. Br J Rheumatol 34:454–460

4 Die Bedeutung der Neurophysiologie für die Entstehung und Behandlung von Gelenkfehlstellungen bei juveniler chronischer Arthritis am Beispiel der Hand

H. Truckenbrodt, M. Spamer

Die chronische Arthritis verursacht Bewegungseinschränkungen und Gelenkfehlstellungen. Ihre Entstehung wird häufig ausschließlich aus der Sicht der Bio- und Pathomechanik beurteilt. Nach unserer Überzeugung stehen neurophysiologische Vorgänge im Vordergrund. Die entscheidende Rolle spielt dabei der Schmerz. Da Kinder mit chronischer Arthritis im Gegensatz zu Erwachsenen kaum über Schmerzen klagen, wird ihre Bedeutung häufig unterschätzt. Die Kenntnis der kindlichen Schmerzreaktion mit ihren neurophysiologischen und neuropathologischen Folgen bildet jedoch die Grundlage für die krankengymnastische Behandlung.

Im Kindesalter überwiegen nonverbale Schmerzäußerungen

Wir müssen den Schmerz beim Kind erst sehen und verstehen lernen. Besonders Kleinkinder reagieren anders als Erwachsene. Erst mit der kognitiven Entwicklung ab 11–12 Jahren können wir ein ähnliches Verhalten wie im Erwachsenenalter erwarten. Je jünger die Kinder sind, um so mehr überwiegen nonverbale Schmerzäußerungen. Die Kinder ändern ihr Verhalten, werden aggressiv oder auch ungeduldig und weinerlich. Sie schlafen unruhig, wachen nachts öfters auf und müssen getröstet werden. Schon auf kurzen Strecken wollen sie getragen werden, was ihnen oft als Faulheit angelastet wird. Vor allem aber halten und bewegen sie sich anders. Ihre Körpersprache verrät den Schmerz am besten. Sie wirken steifer, greifen anders, hinken und humpeln vor allem morgens. Je mehr Gelenke erkrankt sind, umso stärker werden die Kinder in ihrem natürlichen Bewegungsdrang und ihrer Bewegungsfreude gehemmt.

Der Schmerzkreis in seiner Bedeutung für die Entwicklung von Gelenkfehlstellungen

Die Gelenkentzündung löst eine ausgeprägte Erregung der Nociceptoren aus. Sie sind als nicht-myelinisierte, dünne Nervenfasern in großer Zahl in allen Gelenkstrukturen mit Ausnahme des Knorpels vorhanden. Auch sogenannte schlafende Nocisensoren, die auf mechanische Reize nicht ansprechen, werden erregt. Diese Schmerzbotschaft wird zunächst auf spinaler Ebene verstärkt und an unterschiedliche Regionen des Nervensystems weitergeleitet. Von dort wird sie mit einer *schmerzentlastenden Schonhaltung der Gelenkanteile* beantwortet, die immer mit einer Bewegungseinschränkung verbunden ist (Abb. 1). Die Efferenz besteht in einer Änderung des Muskelgleichgewichtes. Diejenigen Muskelgruppen, die die Gelenkanteile in die schmerzmindernde Schonhaltung ziehen, werden hyperton und verkürzt, die Antagonisten erschlaffen. Die Schmerzreaktion erfolgt reflektorisch; das Bewußtsein muß also nicht erreicht werden. Je jünger die Kinder sind, um so rascher entwickeln sich ausgeprägte Schonhaltungen.

Diese neurophysiologische Reaktion erfolgt in allen erkrankten Gelenken in gleicher Weise. Aufgrund der unterschiedlichen Bio- und Pathomechanik der Gelenke entstehen verschiedene, jedoch immer gelenkspezifische Fehlhaltungen, die teilweise vom Alter der Kinder beeinflußt werden. Die Schonhaltungen müssen wir genau kennen, um sie frühzeitig zu erfassen.

Auch in der Funktion – etwa beim Greifen oder beim Gehen – werden die entzündeten Gelenke durch die gleichen Muskelgruppen in der Schonhaltung stabilisiert. Dadurch wird verständlich, daß die Kinder hinken oder humpeln, ohne über Schmerzen zu klagen. Ausweich- und Kompensationsbewegungen ersetzen dabei die Funktion des in Schonhaltung stabilisierten Gelenkes.

Bleibt die Entzündung bestehen, werden alle Alltagsbewegungen unbewußt in der Schonhaltung ausgeführt. Da die Schmerzreaktion bei Belastung zunimmt, verstärkt sich auch die Schonhaltung. Dabei wird der pathologische Bewegungsablauf in der Fehlhaltung zunehmend zerebral gebahnt und fest eingeschliffen. So entsteht durch die *permanente Fehlbelastung in der Fehlhaltung* allmählich eine Fehlstellung, die zunächst aktiv, dann auch passiv nicht mehr ausgleichbar ist.

Neben diesen neurophysiologischen und neuropathologischen Vorgängen, die beim Kind im Vordergrund stehen, können mit zunehmender

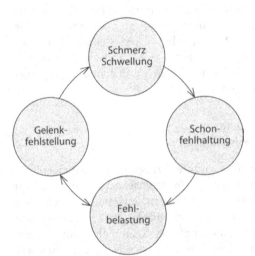

Abb. 1. Schmerzkreis: der Schmerz als wesentliche Ursache von Schonhaltungen und Fehlstellungen

Krankheitsdauer zusätzlich lokale Folgen des Entzündungsprozesses wie die Lockerung des Kapsel-Band-Apparates, Wachstumsstörungen und destruierende Veränderungen mit zunehmender Krankheit an Bedeutung gewinnen und die Gelenkfehlstellung mit bestimmen.

Auch an den nicht entzündlichen Nachbargelenken können sich Fehlstellungen entwickeln

Die gesunden Nachbargelenke werden oft in den Schmerzkreis einbezogen. Durch die pathologischen Bewegungsmuster, die täglichen Fehlbelastungen und Überlastungen können sich ebenfalls Fehlhaltungen entwickeln, die zunehmend in die Fehlstellung führen. Man spricht dann von *sekundären Fehlstellungen.*

Typische Beispiele sind der Knicksenkfuß am gegenüberliegenden Fuß bei anhaltender einseitiger Arthritis eines Knie- bzw. Sprunggelenkes oder die Hyperextension der Finger in den Grundgelenken bei der chronischen Arthritis des Handgelenkes.

Sind die benachbarten Gelenke ebenfalls erkrankt, wie dies bei der Polyarthritis meist der Fall ist, überlagern und summieren sich oft primäre und sekundäre Fehlstellungen. Durch eine sorgfältige Bewegungsanalyse müssen wir die jeweiligen Ursachen klären.

Liegt eine oligoartikuläre Form mit nur einem oder wenigen erkrankten Gelenken vor, kann die Funktionseinschränkung durch eine Änderung im Bewegungsablauf der gesunden Gelenke kompensiert werden. Die Polyarthritis mit überwiegend symmetrischem Befall zahlreicher großer und kleiner Gelenke führt dagegen zwangsläufig zu einer Bewegungsverarmung. Der Bewegungsdrang der Kinder wird erheblich eingeschränkt, so daß sie beim Herumtollen mit ihren Spielgefährten nicht mithalten können und in ihren sportlichen Aktivitäten benachteiligt sind. Über die Haltungsstörungen der Gelenke drohen *Verhaltens- und schließlich Entwicklungsstörungen.* Die Schmerzreaktion der Arthritis führt also zu weitreichenden Folgestörungen.

Die Fehlstellungen am Handgelenk fallen rasch ins Auge

Die Entstehungsweise von Gelenkfehlstellungen soll exemplarisch am Handgelenk veranschaulicht werden. Das Handgelenk kann bei allen Formen der juvenilen chronischen Arthritis befallen werden. Die Fehlstellungen wie auch Ausweichbewegungen der Hand sind für das Greifen sowie das Begreifen gleichermaßen bedeutsam. Hand- und Finger-, Knie- und Fußgelenke gehören zu den sogenannten bandgeführten Gelenken. Ihre Stabilität und Kraftübertragung wird vor allem durch einen festen Kapsel-Band-Apparat gewährleistet. Sie sind bei der chronischen Arthritis in besonderem Maße gefährdet.

Volarflexion und Ulnardeviation

Die Arthritis des Handgelenkes führt reflektorisch zur Beugung und Ulnarabweichung der Hand. Der M. flexor carpi ulnaris wird hyperton und verkürzt. Er zieht die Hand in die schmerzentlastende Fehlhaltung. Die Handstrecker erschlaffen. Dadurch wie die aktive Handextension frühzeitig eingeschränkt. Alle Funktionen werden in der Schonhaltung ausgeführt: Das Kind spielt, malt und schreibt in der Volarflexion mit Ulnarabduktion (Abb. 2).

Subluxation des Handcarpus nach volar

Relativ häufig ist die Volarflexion mit einer Subluxation des Carpus nach volar verbunden. Sie wird auch als Bajonettestellung der Hand bezeichnet. Diese Subluxation erklärt sich ebenfalls aus dem vermehrten Zug des M. flexor carpi ulnaris bei gleichzeitiger Lockerung des Kapsel-Band-Apparates durch den Entzündungsprozeß. Das Gleiten der proximalen Handwurzelreihe nach volar beginnt auf der ulnaren Seite. Die Subluxation nach volar verstärkt sich beim Greifen. Sie ist beim Ausstrecken der Hand besonders deutlich zu erkennen. Die Beugefalten über dem Handgelenk verstreichen. Es entwickelt sich zunächst eine tastbare und bald auch sichtbare Stufe zwischen dem Ulnaköpfchen und dem Carpus (Abb. 3).

Kindliche Handskoliose – Hyperextension der Finger als sekundäre Fehlstellungen

Die Ulnardeviation der Mittelhand wird häufig durch eine Radialabweichung der Finger in den Grundgelenken kompensiert, ohne daß diese selbst betroffen sein müssen. Dadurch wird die Achse der Hand scheinbar ausgeglichen. Die Ulnarabduktion im Handgelenk bildet zusammen mit der Radialabweichung der Finger das Bild der sog. kindlichen Handsko-

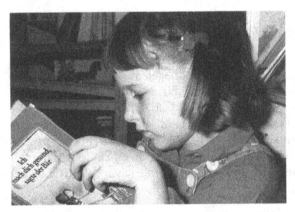

Abb. 2. Schmerzschonhaltung der Hand in Volarflexion und Ulnarabduktion bei Alltagsbewegungen

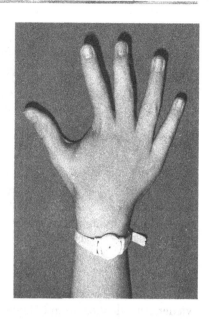

Abb. 3. Kindliche Handskoliose mit Ulnardeviation der Mittelhand und kompensatorischer Radialdeviation der Langfinger

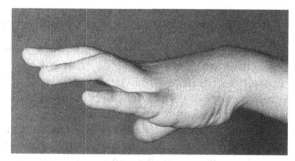

Abb. 4. Subluxation des Carpus Seite nach volar, mit kompensatorischer Hyperextension der Finger

liose (Abb. 4). Diese relativ häufig zu beobachtende „Zickzackhand" des Kindesalters steht im Gegensatz zur Handskoliose der Erwachsenen. Sie entwickeln bei chronischer Arthritis eine Radialabweichung der Mittelhand mit Ulnardeviation der Langfinger.

Die Volarflexion im Handgelenk beeinträchtigt den Greifvorgang erheblich. Das Kleinkind kompensiert die Beugungshaltung im Handgelenk durch eine zunehmende Überstreckung der Langfinger in den Grundgelenken. Sie werden auch in Ruhe zunehmend in Hyperextension gehalten. Diese Überstreckung kann sich beim Abstützen weiter verstärkt werden. Um Schmerzen im Handgelenk zu vermeiden stützt sich das Kind nicht mehr auf der Handfläche ab (Abb. 5). Das Gewicht wird auf die Fingergrundgelenke verlagert, die beim Kleinkind mehr in Hyperextension gehalten, beim größeren Kind mehr zur Faust geschlossen werden.

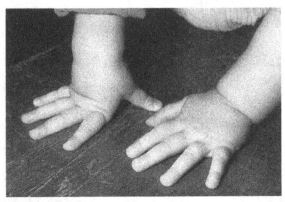

Abb. 5. Kompensatorisches Stützen auf den überstreckten Fingergrundgelenken bei schmerzhaftem oder in der Dorsalextension eingeschränktem Handgelenk

Beim Krabbeln schützen Kleinkinder ihre Handgelenke, in dem sie sich wieder auf Ellenbogen und Unterarme abstützen.

Die krankengymnastische Therapie beginnt mit der Befundaufnahme

Diese gliedert sich in einen orientierenden- und einen genauen Befund. Zunächst werden alle Gelenke durch spezifische Tests auf ihre freie Beweglichkeit überprüft. Hierbei ist es wichtig das physiologisch große Bewegungsausmaß des Kindes zu berücksichtigen, um auch endgradige Bewegungseinschränkungen zu erfassen.

Gelenke mit eingeschränkter Beweglichkeit müssen genauer untersucht werden. Neben dem Messen nach der Neutral-Null-Methode spielt das Beschreiben von Schonhaltungen und Fehlstellungen eine wichtige Rolle. Eine sorgfältige Bewegungsanalyse zeigt funktionelle Zusammenhänge zwischen den einzelnen Gelenken, ihren Fehlstellungen und ihren Muskelketten auf.

Je früher es gelingt den Schmerzkreis zu unterbrechen, desto besser sind die Chancen eine freie Gelenkfunktion wiederzuerlangen. Schonhaltungen, die sich gerade erst anbahnen, sind wesentlich leichter zu korrigieren als fixierte Fehlstellungen. Voraussetzung ist jedoch immer eine wirksame schmerz- und entzündungshemmende medikamentöse Therapie.

Allgemeine Gesichtspunkte

Nur ein entspanntes Kind läßt sich erfolgreich behandeln. Hat das Kind Angst, erhöht die Abwehrspannung den Muskeltonus und verstärkt die Schonhaltung (Abb. 6). Ein gutes Vertrauensverhältnis des Therapeuten zum Kind und seinen Eltern bildet daher die Grundlage der Behandlung. Keinesfalls darf beim Bewegen der Gelenke die Schmerzgrenze überschritten werden. Angst und Abwehrspannung würde jedes weitere Üben behindern.

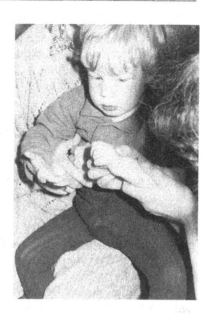

Abb. 6. Ängstlicher Junge mit deutlicher Abwehrspannung während des Behandelns.

Bei kleinen Kindern verläuft die Behandlung spielerisch, muß aber den-
noch effektiv bleiben. Die Eltern können hier gut helfen, das Kind mit
Spielsachen oder durch Vorlesen abzulenken. Vom Therapeuten wird viel
Geduld und Einfühlungsvermögen verlangt. Er muß sich auf die rasch
wechselnde Gelenksituation der Kinder einstellen und ihre oft verborgenen
Schmerzsignale erkennen.

Das Therapiekonzept leitet sich aus dem Schmerzkreis ab

Das Ziel der krankengymnastischen Behandlung besteht im Erhalten und
Wiederherstellen der Gelenkbeweglichkeit und der Gelenkachsen. Voraussetzung für eine effektive Physiotherapie sind genaue Kenntnisse der ge-
lenkspezifischen Bewegungseinschränkungen und Fehlstellungen.

Es beginnt mit dem *Entspannen und Lindern der Schmerzen*.

Hierzu eignen sich verschiedene Maßnahmen aus der *physikalischen
Therapie*. Dies sind: Kälte- und Wärmeanwendungen, Elektrotherapie sowie
das Bewegungsbad mit einer Wassertemperatur von 30°–32°. Eine gezielte
weiche Massage entspannt die hypertone Muskulatur.

Einen wichtigen Beitrag zur Schmerzlinderung leisten die *entlastenden
Maßnahmen*. Dies sind Hilfen die die entzündeten Gelenke vor Belastung,
insbesondere aber vor Fehlbelastung schützen. Die Handgelenke werden
durch speziell angefertigte Handschienen entlastet. Zum Entlasten der unteren Extremität bieten sich je nach Alter verschiedene Hilfsmittel an: für
die kleinen Kinder das Schedepferdchen oder ein spezielles Dreirad, für die
mittlere Altersgruppe ein spezieller Sitzroller, und für die größeren Kinder
Unterarmgehstützen oder das Fahrrad.

Langsames *passives bzw. aktiv-assistives Bewegen* im schmerzfreien Bereich wirkt an allen Gelenken schmerzlindernd und vermindert die Schonhaltung. Unter leichter Traktion wird die Achse des Gelenkes korrigiert und aus der Schonhaltung heraus in die eingeschränkte Bewegungsrichtung bewegt. Der gelenknahe flächige Griff verhindert Hebelwirkungen im Gelenk (Abb. 7).

Erst wenn die hypertone, verkürzte Muskulatur entspannt ist darf mit dem nächsten Schritt, dem *Dehnen der verkürzten Muskulatur* begonnen werden.

Zunächst wird die Gelenkachse korrigiert, am Kniegelenk zum Beispiel die Außenrotation des Unterschenkels gegen den Oberschenkel. Bei kleinen Kindern erfolgt die Dehnung passiv. Größere Kinder können bei aktiven Dehntechniken wirksam mitarbeiten. Keinesfalls darf das Dehnen den Gelenkinnendruck steigern oder Gelenkschmerzen verursachen. Zweigelenkige Muskeln werden über das weniger betroffene Gelenk gedehnt. Die Ausgangsstellung darf die Gelenke nicht belasten. Fersensitz oder Handstütz sind zu vermeiden.

Im Anschluß an das Dehnen helfen speziell angefertigte Lagerungsschienen aus Gips das erreichte Bewegungsausmaß für weitere 30 min zu halten. Diese Schienen dürfen das Gelenk nicht quengeln. Sie sind in der bestmöglich korrigierten Stellung angefertigt und müssen dem Befund immer neu angepaßt werden.

Jede Dehnung ist nur dann wirksam, wenn gleichzeitig die Antagonisten wieder lernen anzuspannen.

Im nächsten Behandlungsschritt werden die *Muskeln aktiviert,* die der Fehlhaltung entgegenwirken. Zunächst spannt das Kind in der erreichten

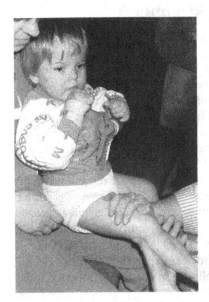

Abb. 7. Entspanntes Kind auf dem Schoß der Mutter; passives Bewegen des Kniegelenkes in die Dorsalextension mit flächigem gelenknahem Griff

Dehnstellung isometrisch an. Der Therapeut muß solange unterstützen, bis das Kind selbständig die Stellung halten und korrigieren kann. Erst jetzt kann das aktive Bewegen aus der Fehlhaltung heraus in die eingeschränkte Richtung beginnen. Das gesamte wiedergewonnene Bewegungsausmaß soll hierbei durchlaufen werden.

Erst wenn das Kind seine Gelenke wieder physiologisch einsetzt, kann sich ein normales Muskelgleichgewicht entwickeln. *Verlorengegangene Bewegungsmuster müssen wieder neu* **erlernt und gebahnt werden.** Zunächst werden einfache Bewegungsabläufe geübt. Wenn das Kind diese nach häufigem Wiederholen beherrscht, können Tempo und die Komplexität gesteigert werden. Ausweichbewegungen signalisieren immer, daß das Kind mit einem Bewegungsablauf überfordert ist.

Sobald die Gelenkfunktion und das Muskelgleichgewicht wiederhergestellt sind und die Entzündungsaktivität abgeklungen ist, baut sich die Muskulatur spontan wieder auf. Krafttraining zum Muskelaufbau ist nicht notwendig. Bei florider Arthritis und destruktiven Veränderungen ist es sogar kontraindiziert.

Spezielle Hilfsmittel unterstützen die Physiotherapie. Die Hilfsmittel dienen vor allem dem Erhalten der Gelenkachsen und dem Schutz der erkrankten Gelenke vor Überlastung. Bereits erwähnt wurden die entlastenden Hilfsmittel sowie die speziellen Lagerungsschienen. Bei Befall der Fußgelenke sind individuell angefertigte schmerzentlastende Einlagen notwendig.

Das Herstellen der Hilfsmittel erfordert viel Erfahrung und eine enge Zusammenarbeit von Arzt, Physio-, und Ergotherapeut sowie Orthopädiemechaniker. Meist sind mehrere Anproben unter Kontrolle eines Therapeuten notwendig. Die Hilfsmittel müssen in der Funktion mit dem Kind eingeübt werden, nur dann wird es sie akzeptieren und benutzen.

Schulung der Eltern

Aktive, engagierte Eltern helfen das Behandlungsergebnis zu verbessern. Für das tägliche Üben zu Hause sollten die Eltern lernen, Schwerpunkte der Behandlung selbständig durchzuführen. Hierzu müssen sie wiederholt gemeinsam mit dem Physiotherapeuten die einzelnen Bewegungen und Griffe üben. Daneben fördern Informationen über Krankheitsbild sowie Anatomie und Gelenkfunktion die Compliance.

Physiotherapie am Beispiel des Handgelenkes

Unter Abnahme der Eigenschwere wird die Hand im schmerzfreien Bewegungsausmaß langsam *passiv bewegt*. Der gelenknahe Griff unterstützt den Carpus von volar und korrigiert gleichzeitig die Mittelhandachse. Sobald der Tonus des M. flexor carpi ulnaris nachläßt, kann mit dem *Dehnen* dieses Muskels begonnen werden. Da der M. flexor carpi ulnaris im Carpusbereich ansetzt, muß das Dehnen sehr vorsichtig erfolgen, um einer Subluxa-

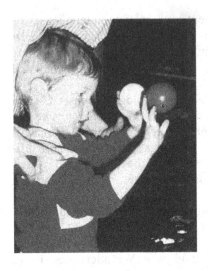

Abb. 8. Werfen eines kleinen Balles ohne Korrektur; falsches Bewegungsmuster mit kompensatorischer Hyperextension der Finger bei mangelnder Dorsalextension im Handgelenk

tion des Carpus vorzubeugen. Im nächsten Schritt wird die erzielte Dorsalextension durch *isometrisches Anspannen* der kurzen Handextensoren gehalten. Auf diese Weise aktivieren die Kinder ihre hypotonen Handextensoren und lernen gleichzeitig ihre neu erworbene Beweglichkeit aktiv einzusetzen. Auch *der Daumen wird in die Behandlung einbezogen*, da die Daumenabduktoren dem Ulnarabweichen der Hand entgegenwirken.

Kompensationsbewegungen müssen sofort korrigiert werden. Das Überstrecken der Fingergrundgelenke bei aktiver Handextension z.B. läßt sich durch Halten eines leichten Gegenstandes ausschalten.

Kann das Kind die Extension ohne Ausweichen halten, können komplette *Bewegungsabläufe* geübt werden. Begonnen wird mit einfachen Aufgaben, wie zum Beispiel Greifen eines Gegenstandes, oder Formen eines Sternes mit Streckung aller Finger, des Daumens und des Handgelenkes. Es folgen komplexere oder schnellere Bewegungen wie zum Beispiel das Werfen eines kleinen Balles, das Schlagen eines Luftballons oder schnelles Winken (Abb. 8). Stützübungen dürfen erst begonnen werden, wenn die Arthritis abgeklungen, die volle Dorsalextension erreicht und das Stützen schmerzfrei möglich ist.

Die krankengymnastische Behandlung wird durch die *Ergotherapie* ergänzt. Hier lernen die Kinder ihre aktive Handbeweglichkeit in Spielen, in handwerklichen Tätigkeiten und in Alltagsbewegungen umzusetzen.

Kurze Handschienen sind ein wichtiger Bestandteil der Behandlung. Sie werden notwendig sobald die aktive Dorsalextension eingeschränkt ist und die Hand in einer Schonhaltung fixiert wird. Die Schiene stabilisiert das Handgelenk in der physiologischen Achse und vermindert die Schmerzen. Die Stabilisation verbessert die Kraftübertragung im Handgelenk, so daß die Fingerkraft zunimmt.

Die kurzen Schienen müssen ausreichend korrigieren, dürfen jedoch nicht drücken. Das Anfertigen gleicht einer Gratwanderung zwischen Kor-

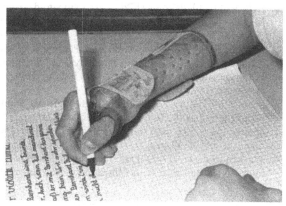

Abb. 9. Erlernen und Einüben des Schreibens mit einer kurzen Handdaumenschiene in der Ergotherapie

rektur und Ineffektivität. Viel Erfahrung und mehrere Anproben sind erforderlich bis die Schiene exakt sitzt.

Der Umgang mit den Schienen, insbesondere das Schreiben muß in der *Ergotherapie* intensiv eingeübt werden (Abb. 9). Nur dann akzeptiert das Kind die Schiene auch im Alltag.

▦ Zusammenfassung

Der Schmerzkreis trägt wesentlich zum Verständnis der Entwicklung von Fehlstellungen bei und bildet die Voraussetzungen für das krankengymnastische Therapiekonzept von Kindern mit chronischer Arthritis. Es ist das Ziel, Schonhaltungen bereits im Beginn zu erfassen und den circulus vitiosus des Schmerzkreises frühzeitig medikamentös und krankengymnastisch zu durchbrechen, so daß Bewegungseinschränkungen und Gelenkfehlstellungen vermieden oder zumindest erheblich vermindert werden. Dadurch erhöhen sich die Chancen des Kindes für eine altersgemäße körperliche und soziale Entwicklung.

▦ Literatur

1. Altenbeckum C v, Hibler M, Spamer M, Truckenbrodt H (1993) Juvenile chronische Arthritis Entwicklung von Achsenfehlstellungen an Hand, Knie und Fuß und ihre krankengymnastische Behandlung. München: Hans Marseille Verlag
2. Häfner R, Spamer M (1997) Nonsurgical rehabilitation of children with rheumatic disorders in Maddison PJ, Isenberg DA, Woo P, (Hrsg), Oxford Textbook of Rheumatology 2nd edition (1997)
3. Häfner R, Truckenbrodt H, Spamer M (1998) Rehabilitation in children with juvenile chronic arthritis. In: Prieur AM, Dougados M, (Hrsg) Baillier's Clinical Rheumatology, international practice and research. Baillere Tindall, London Philadelphia Sydney Tokyo Toronto, S 329–361

4. Kuis W (1998) Pain in childhood rheumatoid arthritis. In: Prieur AM, Dougados M, (Hrsg) Baillier's Clinical Rheumatology international, practice and research. Bailliere Tindall, London, Philadelphia, Sydney, Tokyo, Toronto, S 229–244
5. Schmidt RF (1990) Physiologie und Pathophysiologie der Schmerzentstehung und Schmerzverarbeitung im Bewegungssystem. in Zimmermann M, Zeidler H, Ehlers H (Hrsg) Rheuma und Schmerz. 24. Tagung der Deutschen Gesellschaft für Rheumatologie Heidelberg
6. Spamer M, Häfner R (1998) Physiotherapie bei Kindern mit chronischer Arthritis; Krankengymnastik, Zeitschrift für Physiotherapeuten. Pflaum, S 622–640
7. Spamer M (1999) Physiotherapie bei juveniler chronischer Arthritis. In: Hartmannsgruber R, Wenzel D (Bandhrsg) Physiotherapie Pädiatrie: Georg Thieme
8. Truckenbrodt H (1993) Pain in juvenile chronic arthritis: consequences for the musculo-skeletal system in Clinical and Experimental rheumatology 12 (Suppl. 10): 91–96

5 Die Synovektomie des Hüftgelenkes bei juveniler chronischer Arthritis

A. Schraml

Einleitung

Die Synovialitis des Hüftgelenkes, die trotz medikamentöser und intensiver physiotherapeutischer Behandlung therapierefraktär bleibt und zur zunehmenden Destruktion des Hüftgelenkes führt, stellt in der Behandlung der verschiedenen Formen der juvenilen chronischen Arthritis ein großes Problem dar. Die Indikation und die Ergebnisse werden in der internationalen und deutschen Literatur unterschiedlichst gewertet [1, 3, 5, 9].

Hauptteil

Im Zeitraum von 1985 bis 1997 wurden an der Orthopädischen Klinik Wichernhaus Rummelsberg bei 60 Kindern bzw. Jugendlichen aus der Rheuma-Kinderklinik Garmisch-Partenkirchen 74 Synovektomien des Hüftgelenkes durchgeführt, d.h. bei 14 Patienten wurde der Eingriff doppelseitig in einer Sitzung durchgeführt (36 Mädchen zum Operationszeitpunkt im Alter zwischen 9 und 22 Jahren, Durchschnittsalter 14,4 Jahre – 18 Jungen im Alter zwischen 12 und 21 Jahren, Durchschnittsalter 16,7 Jahre).

Kein Patient war an der Hüfte voroperiert.

Die Erkrankung war durchschnittlich 6,1 Jahre vor der operativen Therapie bekannt (178 Tage bis 20 Jahre). Alle Patienten waren konservativ medikamentös (Basismedikation) und physiotherapeutisch vorbehandelt.

Die Indikation zur Operation wurde auf Grund persistierender Schmerzen, intraartikulärer Ergussbildung, deutlich eingeschränkter Beweglichkeit, eingeschränkter Mobilität, Gelenkfehlstellungen (20 Kinder hatten Beugekontrakturen über 40°), eingeschränkter Möglichkeiten der Körperpflege usw. gestellt. 85% der Kinder und Jugendlichen waren auf die ständige Benutzung von Gehhilfen angewiesen und konnten sich nur noch im Haus (57%) bzw. auf sehr kurzen Wegstrecken (35%) bewegen.

Die Indikation zur Operation wurde bei allen Kindern und Jugendlichen zusammen mit den behandelnden Kinderärzten der Rheuma-Kinderklinik Garmisch-Partenkirchen, den Physiotherapeuten, Schwestern, Eltern und natürlich den jugendlichen Patienten gestellt.

Einteilung der operierten Kinder und Jugendlichen nach den Subgruppen der juvenilen chronischen Arthritis:

Subgruppen:	Fallzahl	operierte Hüftgelenke
Systemische juvenile chronische Arthritis	9	12
Seronegative Polyarthritis	25	28
Seropositive Polyarthritis	7	12
Frühkindliche Oligoarthritis (Typ I)	6	8
HLA-B27-assozierte Oligoarthritis (Typ II)	3	3
Andere (juvenile Spondarthritis, Adoleszentenchondrolyse)	4	5
	54	68

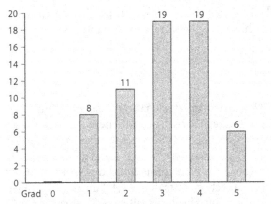

Abb. 1. Röntgengraduierung nach Larsen

Es wurde 8mal eine sogenannte Frühsynovektomie, 60mal eine Spätsynovektomie durchgeführt. Der Großteil der Patienten zeigte schon fortgeschrittene röntgenologische Veränderungen nach Larsen (Abb. 1).

Die Synovektomie wird über den vorderen Zugang zum Hüftgelenk durchgeführt. Eine Osteotomie des Trochanter major mit möglichen Komplikationen, wie Trochanterpseudarthrose, Trochanterabrissen mit Cranialdislokation oder Drahtcerclagebrüchen, ist nicht erforderlich.

▓ Operationstechnik

Die Operation findet in Rückenlagerung des Patienten statt. Der Hautschnitt verläuft 2 bis 3 cm seitlich vom Darmbeinkamm bogenförmig nach distal (Abb. 2).

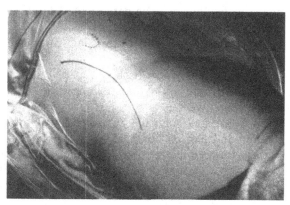

Abb. 2. Vorderer Zugang zum rechten Hüftgelenk

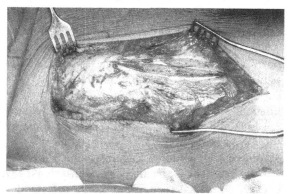

Abb. 3. Vorderer Zugang zum rechten Hüftgelenk. Die Muskelfascie ist von der Spina iliaca anterior superior nach distal längs gespalten

Die Muskelfacie wird von der Spina iliaca anterior superior nach distal längs gespalten.

Der Musculus tensor fascie latae wird teils stumpf, teils scharf vom medialen Fascienblatt abgelöst (Abb. 3). Der Ramus ascendens der Arteria circumflexa femoris lateralis wird doppelt ligiert und durchtrennt. Die Muskulatur von der Außenfläche der Darmbeinschaufel wird abgelöst.

Das Caput obliquum des Musculus rectus wird reseziert oder abgelöst, das Caput rectum des Musculus rectus wird tangential abgelöst und auf der Kapsel des Hüftgelenkes wird nach medial präpariert

Die medialen Weichteile werden in Beugestellung des Hüftgelenkes mit einem großen Kocherhaken gehalten.

Der Ileopsoas wird angehoben und ein Hohmannhaken mit kurzer Spitze in das Os pubis eingebracht.

Bei ausgeprägter Kontraktur der Weichteile wird auch der Musculus sartorius, das Leistenband und die Weichteile an der Innenfläche der Darmbeinschaufel abgelöst. Die dargestellte Hüftgelenkskapsel wird T-förmig inzidiert, aufgeklappt oder reseziert.

Das Labrum acetabulare und der Knorpel des Hüftkopfes müssen geschont werden.

Es kann dann systematisch von medial nach lateral in verschiedenen Rotations-, Ab- und Adduktionsstellungen des Hüftgelenkes die Synovektomie durchgeführt werden.

Im Bedarfsfall kann die Luxation des Hüftkopfes in Adduktion, Außenrotation und Flexion durchgeführt werden.

Das synovektomierte Gelenk wird ausgiebig gespült.

Das Caput rectum des Musculus rectus femoris wird in voller Streckung des Hüftgelenkes an der Spina iliaca anterior inferior reinseriert, im Bedarfsfall auch verlängert.

Anschließend werden das abgelöste Leistenband, der Musculus sartorius und die Muskulatur in voller Streckung des Hüftgelenkes an der Außenfläche der Darmbeinschaufel reinseriert, bei großer Weichteilspannung und Beugekontraktur werden alternierende, oberflächliche Inzisionen der Muskelfascien quer zur Faserrichtung durchgeführt.

Die Patienten werden ab dem 1. postoperativen Tag zunehmend mobilisiert, z.T. wird die Bewegungsschiene eingesetzt. Nach Abschluß der Wundheilung, d.h. zwischen dem 10. und 14. postoperativen Tag werden die Patienten zur Fortsetzung der funktionellen Nachbehandlung in die Rheuma-Kinderklinik nach Garmisch-Partenkirchen zurückverlegt.

Die medikamentöse Behandlung wird ohne Unterbrechung fortgeführt.

Vorteile dieses vorderen Zuganges zum Hüftgelenk sind:
- ▦ Übersichtliche Darstellung des Hüftgelenkes (Abb. 4)
- ▦ es ist ein den Patienten nur wenig belastender Eingriff
- ▦ relativ kurze Operationszeit (durchschnittliche Schnitt-Nahtzeit 56 Minuten)

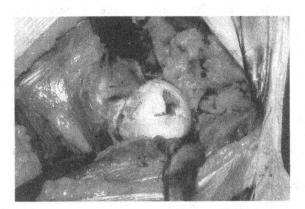

Abb. 4. Über den vorderen Zugang übersichtlich dargestelltes, schon synvektomiertes Hüftgelenk bei fortgeschrittener Destruktion des Hüftkopfes

▓ relativ geringer Blutverlust (durchschnittlich intra- und postoperativ 300 ml)

▓ keine Eigenblutspende erforderlich

▓ auch doppelseitig durchführbar (dann zur Sicherheit mit dem Cell-saver)

▓ gleichzeitig auch Verlängerung von kontrakten Muskelansätzen, Sehnen und Fascien (sogenanntes Weichteilrelease) durchführbar

▓ frühe Mobilisation möglich.

Nachteile dieses Operationszuganges sind:

▓ Operationstechnisch anspruchsvoll

▓ evtl. großflächige Ablösung von Muskelansätzen erforderlich.

▓ Ergebnisse

54 Patienten mit 68 Eingriffen (91,89%) konnten nachuntersucht werden.
Der Beobachtungszeitraum betrug im Durchschnitt 4 Jahre (2 bis 12 Jahre).

Untersuchungsparameter sind:
Klinisch: Schmerz, Beweglichkeit des Hüftgelenkes, Gehstrecke, Benutzung einer Gehhilfe

Radiologisch: A.-p.-Röntgenaufnahme des Hüftgelenkes

Laborchemisch: Leukozyten, Blutkörperchensenkungsgeschwindigkeit, CRP

An *Zusatzeingriffen* erfolgten zeitgleich mit der Synovektomie:

▓ 5 modellierende Pfannendachplastiken,

▓ 2 Trochanterversetzungen,

▓ 2 intertrochantere varisierende Osteotomien.

An *Komplikationen* traten 2 passagere Peronaeusteilparesen auf, nachdem aufgrund der ausgeprägten Synovialitis eine intraoperative Luxation des Hüftgelenkes erforderlich war. Keine Wundheilungsstörung, kein tiefer Infekt, keine periartikulären Verknöcherungen, keine Hüftkopfnekrose.

Wie der Score nach Merle d'Aubigne zeigt, ergibt sich postoperativ eine signifikante Schmerzbesserung, eine Zunahme der Beweglichkeit und der Gehfähigkeit (Abb. 5).
10 Jugendliche sind bei einem sehr fortgeschrittenen Ausgangsbefund (starke Schmerzen, Beugekontraktur von ca. 30°, Larsen Grad 4) 8 Jahre postoperativ beschwerdefrei. Sie haben eine geringe Beugekontraktur bei unverändertem radiologischen Befund.
Die Beweglichkeit der Hüftgelenke konnte deutlich verbessert werden. Die Beugefähigkeit präoperativ im Vergleich mit der letzten Untersuchung ist signifikant gebessert, im Durchschnitt von 80 auf 107°. Auch die Ab-

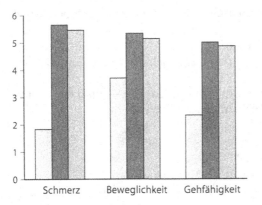

Abb. 5. Score nach Merle d'Aubgine

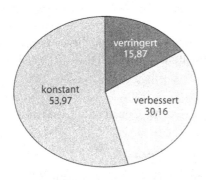

Abb. 6. Entwicklung der Weite des Gelenkspaltes 4 Jahre postoperativ

und Adduktion sind signifikant gebessert. Die Rotationssumme der Hüftgelenke ist bei der letzten Untersuchung hochsignifikant gebessert.

Im Vergleich zu präoperativ wird bei der letzten Untersuchung eine signifikant längere Gehstrecke angegeben.

Auch bezüglich der Benutzung einer Gehhilfe ergibt sich eine signifikante Verringerung der Notwendigkeit einer Gehhilfe.

In der Auswertung der a.-p.-Röntgenaufnahmen der Hüftgelenke zeigt sich, dass sich die Gelenkspaltweite 1 Jahr postoperativ nicht signifikant aber nach 2 Jahren postoperativ signifikant gebessert hat (Abb. 6). Bei 9 von 28 Patienten, bei denen sich präoperativ radiologisch Zysten zeigten, ist die Zystenbildung postoperativ rückläufig.

Bei 53% der Patienten nahmen die radiologischen Veränderungen (Gelenkspaltweite, Zysten) 4 Jahre postoperativ wieder zu. Schmerz und Bewegungseinschränkung blieben hingegen auf einem niedrigen Niveau.

Die Entzündungsparameter BKS und CRP fielen postoperativ deutlich ab. Das CRP sank von durchschnittlich 6,8 mg/dl auf 0,9 mg/dl (Abb. 7).

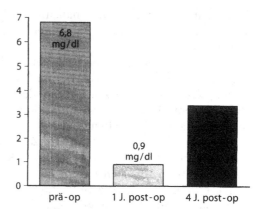

Abb. 7. Darstellung des Abfalls des CRP

Die besten Ergebnisse bezüglich Schmerz, Funktion, Mobilität und Röntgenbefund ergeben sich bei den 8 Jugendlichen, bei denen eine sogenannte Frühsynovektomie durchgeführt wurde.

Zusätzlich fiel auf, daß sich bei ca. 50% der jungen Patienten postoperativ auch die Funktion des gegenseitigen Hüftgelenkes und der Kniegelenke besserte.

▓ Diskussion

Die Synovektomie des Hüftgelenkes vom vorderen Zugang mit Weichteilrelease ist ein Verfahren, welches bei den betroffenen Kindern und Jugendlichen

- ▓ Schmerzen reduzieren,
- ▓ die Funktion des Hüftgelenkes verbessern und erhalten kann,
- ▓ Fehlstellungen korrigieren,
- ▓ die Mobilität vergrößern und
- ▓ die Lebensqualität verbessern kann.
- ▓ Durch die Verbesserung der Funktion des operierten Hüftgelenkes die physiotherapeutische Behandlung auch der anderen Gelenke intensivieren kann.

Die Synovektomie hat vor allem dann längerfristigen Erfolg, wenn sie frühzeitig durchgeführt wird, wie viele Autoren bestätigen.

Bei 6 Jugendlichen (jeweils 2 Jugendliche mit systemischer juveniler chronischer Arthritis, seropositiver Polyarthritis und frühkindlicher Oligoarthritis Typ I) kam es trotz der Synovektomie im weiteren Verlauf zur vollständigen Destruktion des Hüftgelenkes.

Es mußte, da die Gehfähigkeit bedroht war, 2 bis 3 Jahre nach der Synovektomie eine Schalen- bzw. Totalendoprothese implantiert werden.

Aber dennoch, auch bei Kindern und Jugendlichen mit weit fortgeschrittenem präoperativen Befund bringt die Synovektomie und das sogenannte

Weichteilrelease, wenn auch manchmal nur vorübergehend, eine deutliche Besserung bezüglich Schmerz, Beweglichkeit und Lebensqualität, die den Eingriff rechtfertigt.

Subjektiv gaben sämtliche Patienten nach der Synovektomie eine deutliche Besserung und einen Gewinn an Lebensqualität an. Durch die Verbesserung der Gelenkfunktion werden den Kindern und Jugendlichen neue Zukunftsperspektiven ermöglicht und somit die Krankheitsbewältigung erleichtert. Nahezu alle Patienten würden sich wieder operieren lassen.

Die von vielen Autoren geäußerte Zurückhaltung bezüglich der Synovektomie bei juveniler chronischer Arthritis kann nicht geteilt werden.

Die positiven Angaben unserer jungen Patienten und die objektiven Befunde ermuntern uns, die Indikation zur Synovektomie des Hüftgelenkes, insbesondere zur Frühsynovektomie, häufiger zu stellen.

So wurden 1998 23 Synovektomien und 1999 bis jetzt 19 Synovektomien durchgeführt.

Über diese Verläufe werden wir zu einem späteren Zeitpunkt berichten.

▉ Zusammenfassung

Die Synovialitis des Hüftgelenkes, die trotz medikamentöser und intensiver physiotherapeutischer Behandlung therapierefraktär bleibt und zur zunehmenden Destruktion des Hüftgelenkes führt, stellt in der Behandlung der verschiedenen Formen der juvenilen chronischen Arthritis ein großes Problem dar. Es entwickelt sich oft eine sehr schwere und schmerzhafte Bewegungseinschränkung und Fehlstellung des Hüftgelenkes.

Im Zeitraum von 1985 bis 1997 wurden an der Orthopädischen Klinik Wichernhaus Rummelsberg bei 60 Kindern bzw. Jugendlichen aus der Rheumakinderklinik Garmisch-Partenkirchen 74 Synovektomien des Hüftgelenkes durchgeführt. Hiervon konnten 54 Patienten (68 Synovektomien) nachuntersucht werden (36 Mädchen, zum Op.-Zeitpunkt im Alter zwischen 9 und 22 Jahren, Durchschnittsalter 14,4 Jahre – 18 Jungen im Alter zwischen 12 und 21 Jahren, Durchschnittsalter 16,7 Jahre).

Ziel der vorliegenden Arbeit ist es, den Wert der Synovektomie des Hüftgelenkes vom vorderen Zugang und die spezifischen Probleme des sehr heterogenen Krankengutes darzustellen. Erste Resultate (durchschnittliches Follow-up 4 Jahre) und Schlußfolgerungen aus der Nachkontrollstudie werden erläutert.

Die Synovektomie des Hüftgelenkes wird über den vorderen Zugang durchgeführt. Durch diesen vorderen Zugang gelingt eine übersichtliche Darstellung des Hüftgelenkes. Nach Inzision oder auch Exzision der ventralen und lateralen Kapsel ist in verschiedenen Rotationsstellungen eine vollständige Exploration des gesamten Hüftgelenkes möglich. Da häufig gleichzeitig auch eine Beugekontraktur besteht, kann durch ein sogenanntes Weichteilrelease mit Verlängerung der Hüftflexoren, eine verbesserte Funktion des Hüftgelenkes erreicht werden.

Das beschriebene Operationsverfahren führt zum gewünschten Resultat der Schmerzreduktion und der Funktionsverbesserung.

Es ergab sich eine signifikante Verringerung der Benutzung einer Gehhilfe und eine signifikant längere Gehstrecke. Die besten Ergebnisse bezüglich Schmerz, Beweglichkeit, Gehstrecke und Ausmaß der Limitierung ergaben sich bei den jugendlichen Patienten, bei denen eine sogenannte Frühsynovektomie durchgeführt wurde.

▨ Literatur

1. Heimkes B, Stotz S (1992) Ergebnisse der Spätsynovektomie der Hüfte bei der juvenilen chronischen Arthritis, Z Rheumatol 51:132–135
2. Jacobsen ST, Levinson JE, Crawford AH (1985) Late results of synovectomy in juvenile rheumatoid arthritis. J Bone Surg (Am) 67:8–15
3. Moreno Alvarez MJ, Espada G, Espada G, Maldonado-Cocco JA, Gagliardi SA (1992) Longterm follow-up hip and knee tissue release in juvenile chronic arthritis. J Rheumatol 19:1608–1610
4. Ovregard T, Hoyeraal HM, Pahle JA, Larsen S (1990) A three-year retrospective study of synovectomies in children. Clin Orthop 259:76–82
5. Swann M, Ansell BM (1986) Soft-tissue release of the hips in children with juvenile chronic arthritis. J Bone Joint Surg (Br) 68:404–408
6. Witt JD, McCullough CJ (1994) Anterior soft-tissue release of the hip in juvenile chronic arthritis. J Bone Joint Surg (Br) 76:267–270
7. Albright JA, Albright JP, Odgen JA (1975) Synovectomy of the hip in juvenile rheumatoid arthritis. Clin Orthop 106:48–55
8. Gschwend N (1977) Die operative Behandlung der chronischen Polyarthritis 2. Aufl., Thieme, Stuttgart
9. Morgensen B, Brattström H, Ekelund L, Svantesson H, Lidgren H (1982) Synovectomy of the hip in juvenile chronic arthritis. J Bone Joint Surg 55B 4:814–281
10. Schwägerl W (1974) Die Synovektomie mit Myotomie des Hüftgelenkes bei der rheumatischen Coxitis. Z Orthop 112:1210–1218
11. Bauer R, Kerschbaumer F, Poisel S: Becken und untere Extremität, Band II/1:58–62
12. Häfner, Truckenbrodt (1988) Juvenile chronische Arthritis. Sonderdruck Dt Ärzteblatt

6 Korrektur von schweren Deformitäten bei kinderrheumatologischen Erkrankungen

J. Correll, R. Häfner

Kurzfassung

Dermatomyositis, juvenile chronische Arthritis und Sklerodermie sind kinderrheumatologische Erkrankungen, die zu weitestreichender Invalidität führen können. Wir beschreiben die erstmals erfolgreich durchgeführte Behandlung von schwer betroffenen Kindern mit dieser Erkrankung. In allen Fällen wurde die Ilizarov-Methode eingesetzt. Die Kontrakturen an den Knien und die Fußdeformitäten ließen sich in allen Fällen ganz oder fast vollständig beseitigen. Die Kinder, die teils mehr als 7 Jahre nicht mehr gestanden oder gegangen waren, konnten alle wieder zu gehen beginnen. Eine Patientin mit Dermatomyositis zog sich während der Kniekorrektur eine Oberschenkelfraktur zu, die mit dem Fixateure externe erfolgreich behandelt wurde. Es handelt sich um die erste Patientin, bei der eine derartige Behandlung berichtet wird. Die simultan erfolgte Unterschenkelverlängerung eines Patienten mit Sklerodermie ist ebenfalls Neuland gewesen. Die Ilizarov-Methode kann in erfahrener Hand auch in verzweifelten Fällen sinnvoll eingesetzt werden.

Einleitung

Eine gefürchtete Komplikation kinderrheumatologischer Erkrankungen wie Dermatomyositis, juvenile chronische Arthritis und Sklerodermie sind der Verlust der Geh- und Stehfähigkeit durch zunehmende Kontrakturen, die trotz medikamentöser und konsequenter krankengymnastischer Behandlung nicht aufgehalten werden können. Die herkömmlichen Methoden der Kontrakturbeseitigung (Synovektomie, Arthrotomie, Sehnen- und Muskelverlängerung, Umstellungsosteotomie) sind häufig nicht sinnvoll einzusetzen, weil die pathologischen Veränderungen bereits zu stark sind oder ein Rezidiv trotz intensiver Nachbehandlung nicht zu vermeiden ist. Insbesondere bei Osteotomien muß bedacht werden, daß beim wachsenden Skelett ein schnelles Rezidiv vorprogrammiert ist.

Die 3 beschriebenen Erkrankungen unterscheiden sich wesentlich hinsichtlich ihrer Ätiologie und den primären pathologischen Veränderungen. Sekundär ist all diesen Erkrankungen gemeinsam, daß schwer betroffene Kinder starke Gelenkkontrakturen und Fehlstellungen (z. B. Klumpfuß) entwickeln können, die mit herkömmlichen Methoden nicht behandelt werden können.

⬛ Material und Methode

Es handelt sich um 9 Operationen bei 4 Patienten mit einer Dermatomyositis, um 4 bei einer Patientin mit juveniler chronischer Arthritis und um 3 Operationen bei 3 Patienten mit Sklerodermie. Bei all diesen Kindern war eine weitere konservative Therapie nicht mehr erfolgreich. Herkömmliche Operationsverfahren, wie sie bei anderen Erkrankungen möglich sind, konnten wegen der Schwere der Fälle und dem hohen Mißerfolgsrisiko nicht mehr durchgeführt werden. Wir teilen die Operationen mit der Ilizarov-Methode in drei Typen ein [1]:

- ⬛ Typ 1: graduelle geschlossene Korrektur nach Anlegen des Fixateurs externe ohne weitere operative Maßnahmen.
- ⬛ Typ 2: Weichteiloperation, z. B. Sehnenverlängerung, Arthrotomie usw., Anlegen des Fixateurs externe und anschließende graduelle Korrektur.
- ⬛ Typ 3: Knöcherne Operation, evtl. in Kombination mit Weichteiloperation, Korrektur nach Anlegen des Fixateurs externe.

Bei unseren in diesem Beitrag beschriebenen Patienten erfolgten nur Operationen vom Typ 1 oder 2. Die beschriebenen Frakturbehandlung und Unterschenkelverlängerung werden nur erwähnt, sind jedoch nicht Hauptthema dieses Beitrags.

⬛ **Dermatomyositis.** In 9 Fällen wurden Kinder mit einer Dermatomyositis operiert. Alle Kinder waren seit bis zu 7 Jahren rollstuhlabhängig und konnten überhaupt nicht mehr vertikalisiert werden, geschweige denn gehen oder stehen. Sie hatten alle starke Knie- und Hüftbeugekontrakturen. Die oberen Extremitäten waren in unterschiedlichem Maße mitbetroffen. Alle Kinder hatten eine generalisierte Ausprägung der Erkrankung und waren schwerst betroffen. Wir operierten bei unseren Patienten die Kniegelenke und setzten nach einem wegen der hohen Risiken minimalen Weichteileingriff die Ilizarov-Methode ein. Wenige Tage postoperativ begann die Korrektur. Begleitend erfolgte in allen Fällen Krankengymnastik. Die Hüften wurden in keinem Fall operiert. Alle Operationen waren Typ 2-Operationen.

⬛ **JCA.** Bei der juvenilen chronischen Arthritis führten wir bisher insgesamt 4 Operation durch (2× wegen einer Kniebeugekontraktur, 2× wegen eines Klumpfußes). Die Operationen folgten an den Knien dem weiter oben beschriebenen Muster (Typ 2), wobei in allen Fällen auf eine Osteotomie verzichtet wurde. Auch hier waren die betroffenen Gelenke hochgradig bewegungseingeschränkt und wiesen (Knie) starke radiologische Veränderungen auf. An den Füßen führten wir ebenfalls Typ 2-Operationen durch.

▓ **Sklerodermie.** In 2 Fällen korrigierten wir einen kontrakten Klumpfuß, in einem weiteren Fall erfolgte eine Unterschenkelverlängerung bei einer Beinverkürzung von 8 cm (über diese letztgenannte, erfolgreich durchgeführte Operation soll im weiteren nicht berichtet werden, da nur Kontrakturen Thema dieses Beitrags sind).

In einem Fall setzten wir die Ilizarov-Methode an der oberen Extremität ein. Eine kontrakte Dorsalextensionskontraktur der Hand von ca. 60 Grad, die mit weitreichender Funktionsuntüchtigkeit der Hand einherging, wurde im Sinne einer Typ I-Operation behandelt.

▓ Ergebnisse

Die durchschnittliche Nachbeobachtungszeit unserer Patienten beträgt 2 Jahre und 7 Monate (von 8 Monaten bis 5 Jahre 2 Monate).

Bei den Patienten mit einer Dermatomyositis verbesserten sich die präoperativ bestehenden Kontrakturen soweit, daß in allen Fällen eine zumindestens anfänglich vollständige Streckung der Kniegelenke erreicht werden konnte. Im Laufe der Zeit nahm die endgradige Streckung wieder leicht ab. Ebenso nahm die Beugefähigkeit endgradig anfänglich ab, verbesserte sich jedoch im Laufe der Zeit wieder. Ein Patient (Pat. 4), bei dem bereits ein Knie erfolgreich behandelt und die vollständige Streckung erreicht worden war, starb an den Folgen seines schweren intestinalen Befalls operationsunabhängig. Die anderen Patienten mit Dermatomyositis sind alle gehfähig geworden, zeigen jedoch sehr unterschiedliche Laufleistungen:

Ein Mädchen (Pat. 2, Abb. 1) ist in der Lage, auch größere Strecken ohne Schwierigkeiten oder Schmerzen zurückzulegen, ein Bub (Pat. 1) bewegt sich im häuslichen Umkreis mit Hilfe eines Rollators und ein Mädchen (Pat. 3) geht in erster Linie therapeutisch, setzt ihre gewonnene Gehfähigkeit bisher jedoch nur in geringem Maße im täglichen Leben ein (Tabelle 1).

Die Kniegelenke bei der Patientin mit JCA konnten ebenfalls deutlich gebessert werden, wenn auch die anfängliche fast vollständige Geradstellung nach der Operation einer leichten Beugekontraktur wich. Dennoch sind nach Abschluß der Behandlung mit dem Fixateur externe die Kniegelenke schmerzfrei belastbar. Die Bewegungsfähigkeit war am Anfang, nachdem die Patientin erstmals nach Jahren wieder vertikalisiert wurde, stark schmerzhaft eingeschränkt, wurde und wird jedoch im weiteren Verlauf zunehmend weniger schmerzhaft. Auch die anfänglichen starken belastungsabhängigen Schmerzen werden zunehmend geringer. Die Patientin braucht zumindestens noch vorerst Orthesen. Sie ist insgesamt noch erheblich in ihrer Gehfähigkeit eingeschränkt (Tabelle 2).

Bei den Patienten mit einer Sklerodermie konnte das gewünschte Ziel erreicht werden: die Füße konnten erfolgreich korrigiert und in plantigrade Stellung gebracht werden. Eine verbesserte Beweglichkeit war in Anbetracht der Grunderkrankung nicht zu erwarten. Gleiches gilt für die Kor-

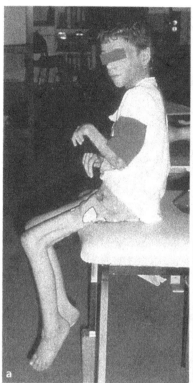

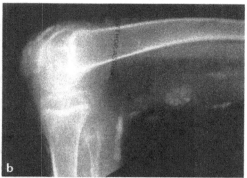

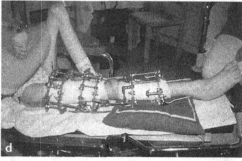

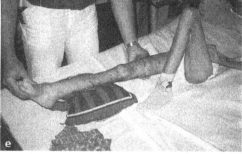

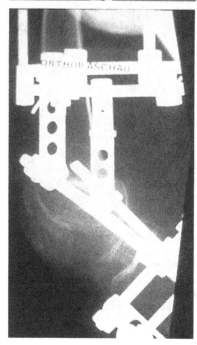

Abb. 1. Mädchen (Pat. 2 in Tabelle 1) mit Dermato-myositis und starker, zunehmender Knie- und Hüft-beugekontraktur. **a** 7 Jahre alt, Verlust der Lauffähig-keit. **b** 13 Jahre alt, präoperatives Röntgenbild des re. Knies in maximaler Streckung. Die Kalkspangen sind deutlich zu sehen. **c** Seitaufnahme des re. Knies wäh-rend der Distraktion und der Korrektur. **d** Direkt vor Abnahme des Fixateurs externe. Das linke Knie ist noch nicht operiert. **e** Direkt nach Abnahme des Fixa-teurs externe

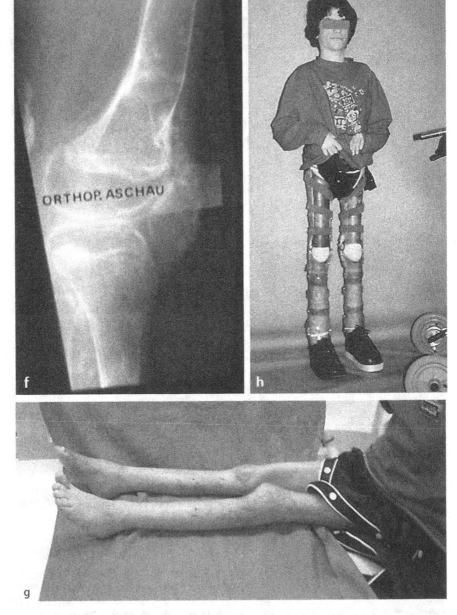

Abb. 1. f Aufnahme des re. Knies nach Abnahme des Fixateurs externe zeigt die (gewünschte) leichte Überstreckung. **g** Klinisches Bild nach Operation auch des li. Knies und erfolgter Apparateabnahme. **h** Klinisches Bild zu Beginn der Vertikalisierung. Die Orthesen waren wegen der extremen Bruchgefährdung nötig. Inzwischen wurde die Pat. sehr gut gehfähig und kann auch größere Strecken beschwerdefrei zurücklegen (community walker)

Tabelle 1. Ilizarov-Methode bei Dermatomyositis

Pat.	Geschlecht	Alter bei Op. in Jahren	Operation	Komplik.	Beweglichkeit in °	
					prä-op	post-op
1	m	10	re. Kie	–	0/75/145	0/0/130
1	m	10	li. Knie	–	0/75/145	0/0/140
1	m	12	Klumpfuß	–	post-op Fuß plantigrad	
2	w	13	re. Knie	OS-Fraktur	0/90/130	0/0/40
2	w	13	OS-Fraktur	–	–	–
2	w	14	li. Knie	–	0/70/130	0/20/110
2	w	15	Klumpfuß	–	post-op Fuß plantigrad	
3	w	14	li. Knie	–	0/60/135	0/5/70
3	w	16	re. Knie	–	0/25/75	0/5/70
4	m	9	li. Knie	–	0/110/130	0/0/90

Tabelle 2. Ilizarov-Methode bei Sklerodermie

Pat.	Geschlecht	Alter bei Op. in Jahren	Operation	Komplik.	Beweglichkeit in °	
					prä-op	post-op
1	m	9	Klumpfuß	–	post-op plantigrad	
(1)	m	9	US-Verkürzg.	–	(Länge ausgeglichen)	
2	m	10	Klumpfuß	tiefe Infekt.	post-op plantigrad	
3	m	7	Handdef.	–	post-op orthograd	

Tabelle 3. Ilizarov-Methode bei juveniler chronischer Arthritis

Pat.	Geschlecht	Alter bei Op. in Jahren	Operation	Komplik.	Beweglichkeit in °	
					prä-op	post-op
1	w	15	li. Knie	–	0/70/100	0/0/90
1	w	16	re. Knie	–	0/60/100	0/0/90
1	w	17	Klumpfuß re.	–	post-op plantigrad	
1	w	17	Klumpfuß li.	–	post-op plantigrad	

rektur der Hand im Handgelenk, die nun eine für die Funktion und auch Kosmetik optimale Stellung hat. Auch der Zangen- und Spitzgriff sind möglich. Wegen der Grunderkrankung dürfen wir auch hier eine grundlegende Normalisierung nicht erwarten (Tabelle 3, Abb. 2).

▨ Komplikationen

Die Komplikationen mit den weitestreichenden Folgen war ein Oberschenkelbruch, der proximal des Ilisarov-Gerätes und ohne adäquates Trauma aufgrund der höchstgradigen Osteoporose auftrat und dazu zwang, in einer weiteren Operation die Fraktur durch eine Ausweitung der Fixateur externe-Montage mitzubehandeln (Dermatomyositis, Pat. 2). Dieser Bruch heilte komplikationslos ab und verhinderte die weitere Mobilisierung nicht. In einem Fall von Sklerodermie (Pat. 2) kam es zu einer tiefen Infektion mit Knochenbeteiligung um einen Kirschnerdraht herum, die jedoch komplikationsfrei ausheilte und in der Folge nach nunmehr über 5jähriger Nachbeobachtungszeit nicht mehr klinisch oder laborchemisch nachweisbar ist.

Eine Patientin mit Dermatomyositis (Pat. 2) hatte bereits präoperativ Probleme mit dem Nervus peronaeus communis auf einer Seite. Während der Korrektur der Kniegelenkkontrakturen verschlechterte sich die Funktion des Nerven vorübergehend, erholte sich jedoch im Laufe der weiteren Nachbeobachtungszeit zu dem präoperativ bestehenden Zustand.

▨ Diskussion

Die drei genannten kinderrheumatologischen Erkrankungen können je nach Ausmaß der Grunderkrankung zu einer erheblichen Beeinträchtigung der Mobilität der Kinder führen. Bei stark ausgeprägten Befunden reichen die herkömmlichen konservativen Methoden (medikamentöse Therapie, Krankengymnastik) nicht mehr aus, um eine weitestreichende Invalidisierung oder zumindest einen Funktionsverlust der betroffenen Extremität – bei der Skle-

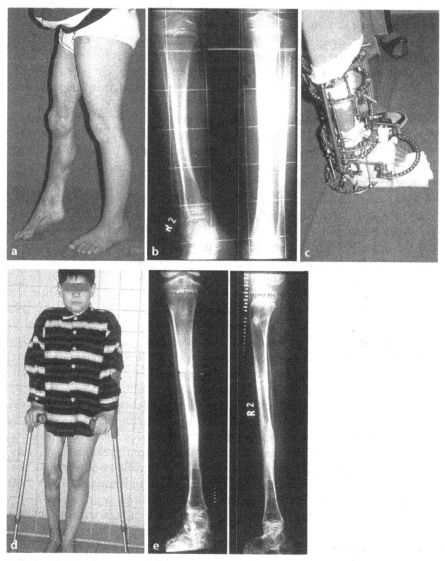

Abb. 2. 9-Jähriger Junge (Pat. 1 in Tabelle 2) mit Sklerodermie des re. Beines. **a** Klin. Bild des präoperativen Befundes. Beinverkürzung von 9 cm, kontrakter Klumpfuß. **b** Präoperatives Röntgen zeigt auch Veränderungen am Knochen und die Achsenfehlstellung. **c** Während der Verlängerung und simultanen Korrektur des Klumpfusses. **d** Klinisches Bild nach Verlängerung und Klumpfußkorrektur. **e** Röntgenbild des Unterschenkels nach Abschluß der Verlängerung

rodermie- aufhalten zu können. Bisher war das Schicksal dieser schwer betroffenen Kinder unabänderlich, es drohte die vollständige Rollstuhlabhängigkeit.

Bereits 1993 begannen wir damit, in verzweifelten Fällen der drei beschriebenen Erkrankungen die Ilizarov-Methode, die sich an der Orthopädischen Kinderklinik Aschau in über 500 kinderorthopädischen Fällen bewährt hat, einzusetzen.

Bei den beschriebenen Erkrankungen handelt es sich um drei zwar kinderrheumatologische Erkrankungen, die jedoch eine unterschiedliche Ursache und ein unterschiedliches Erscheinungsbild haben. Es sollen deshalb, so weit notwendig, die Krankheiten unabhängig voneinander diskutiert werden.

Dermatomyositis: Durch Kalkeinlagerungen, die die muskulären Septen, das Bindegewebe und Subkutangewebe betreffen können, werden die Kinder bei starkem Befall in den betroffenen Bereichen buchstäblich eingemauert. Unser Operationsverfahren entsprang mithin der Not, auch in extremen Fällen den Kindern helfen zu können.

Neben der systemischen Erkrankung verändert sich die Muskulatur stark und kann weitestgehend funktionsuntüchtig werden [3]. Das Dilemma einer Behandlung zeigt sich beispielhaft bei der Dermatomyositis, wo bei Scheitern der konservativen Möglichkeiten hinsichtlich möglicher Operationen eher unverbindliche Empfehlungen existieren, deren technische Durchführbarkeit und therapeutische Wertigkeit sehr zurückhaltend zu beurteilen sind. Die Empfehlung Tachdijans, bei der Dermatomyositis die Verkalkungen operativ zu entfernen, mag bei leichtem Befall sinnvoll sein [6]. Bei schwer betroffenen Patienten sind diese Operationen jedoch nicht mit vertretbarem Risiko durchzuführen. Dies gilt insbesondere auch deshalb, da Eingriffe am Gelenk selbst, am interstitiellen Bindegewebe, sowie auch an der Haut erforderlich wären, das Operations-, Infektions- und Narkoserisiko gegenüber der Norm jedoch vielfach erhöht ist.

Bei den Operationen zeigte sich, daß auch eine höchstgradige Osteoporose mittels der Ilizarov-Methode kein Behandlungshindernis ist. Im Gegensatz zu anderen Grunderkrankungen, bei denen die Ilisarov-Methode eingesetzt wird, hat man bei der Dermatomyositis während der Operation das Gefühl, daß die Kalkspangen dem bohrenden Draht einen größeren Widerstand entgegensetzen als der Knochen selbst. Die Frage war zu beantworten, ob trotz dieser Schwierigkeiten sich die Gelenkkontraktur korrigieren läßt.

In Anbetracht der hohen Infektionsgefahr beschränkten wir uns auf eine relativ wenig aufwendige Tenotomie, bzw. Sehnenverlängerung, um das Operationsrisiko möglichst gering zu halten. Zu unserem Erstaunen zeigten sich bei unseren Patienten weder vermehrt oberflächliche Infektionen an den Drahtaustrittsstellen, noch an den Operationswunden. Auch die während der Behandlung grunderkrankungsbedingt abgestoßenen Kalkherde, die immer wieder durch die Haut ausgestoßen werden, führten nicht zu Infektionen. Erstaunlich war der Aufbau der Muskelkraft im Anschluß an die Korrektur. Teilweise waren die Werte präoperativ nicht mehr meßbar, postoperativ entwickelte sich jedoch im Laufe der Jahre wieder eine fast normale Muskelkraft. Wir führen dies darauf zurück, daß wir, soweit möglich, bereits während der Korrektur die Gelenke frei gaben und neben dem passiven und aktiven Durchbewegen auch die Muskulatur aktiv beübten. Hierdurch hat diese die Möglichkeit, sich langsam an die neue Aufgabe wieder anzupassen.

Bei der Dermatomyositis können die peripheren Nerven grunderkrankungsbedingt mitbetroffen sein. Dies war bei uns in einem Fall der Nervus peronaeus communis bds. Die Patientin hatte bereits präoperativ eine leichte Schädigung dieses Nerven. Während der Korrektur verstärkten sich die Beschwerden im Sinne einer deutlichen Mißempfindung. Nach Abschluß der Behandlung bildete sich diese wieder zurück, der Nerv erholte sich wieder auf den bereits präoperativ bestehenden Zustand. Wir führen diese vorübergehende Verschlechterung der Funktion auf den Dehnungsreiz des Nerven und seine gegenüber einem gesunden Nerven unzureichende Adaptationsfähigkeit zurück, der ja nach der Korrektur eine deutlich größere Strecke zurückzulegen hat als präoperativ.

Die schwere Komplikation einer diaphysären Oberschenkelfraktur proximal des Ilisarov-Apparates während der Korrektur brachte als überraschende Erkenntnis, daß auch bei dieser Grunderkrankung, wo der Knochen in höchstem Maße brüchig ist, die Ilizarov-Methode eine sichere und zuverlässige Heilung ermöglicht, ohne daß der Gesamtbehandlungserfolg der Patientin geringer wurde. Auch zur Knochenbruchbehandlung bei Kindern mit Dermatomyositis gibt es bisher noch keine Mitteilungen in der Literatur.

■ **JCA.** Der Erfolg unserer Behandlung bei der JCA ist deutlich weniger spektakulär als bei der Dermatomyositis. 4 Operationen, die wir bei einer Patientin durchführten, sind zwar alle gelungen, sie haben jedoch der Patientin kein schmerzfreies aktives oder passives Bewegen der Gelenke in normalem Maß ermöglicht. Dennoch konnte die Patientin mit Orthesen schmerzfrei vertikalisiert und mobilisiert werden. Ihr Gehvermögen bessert sich im Rahmen der Nachbehandlung nach der letzten Operation langsam aber stetig zunehmend. Es kann also auf jeden Fall eine Verschlechterung der präoperativen Schmerzen durch die Operationen ausgeschlossen werden. Gerade bei der JCA sind die Gelenkdestruktionen teilweise derartig ausgeprägt, daß eine Korrektur durch einen Fixateur externe nicht mehr sinnvoll erscheint. Andererseits bietet die Ilisarov-Methode als einzige überhaupt die Möglichkeit, die Gelenkkontrakturen ohne Quengeln zu behandeln. Der hochgradig frakturgefährdete Knochen und der durch die Grunderkrankung erheblich geschädigte Knorpel erlauben konservative Therapie auch im Sinne der Manualtherapie bei gleichzeitiger manueller Gelenkdistraktion nicht in ausreichendem Maße.

■ **Sklerodermie.** Bei diesem Krankheitsbild sehen wir neben dem Umbau funktionellen Gewebes zu hartem Bindegewebe die größten Probleme darin, daß häufig die Durchblutung außerordentlich schlecht und mithin das Risiko einer Operation nicht kalkulierbar ist. Aus diesem Grunde führen wir bei diesen Patienten auch gerade bei prekärer Gefäßsituation bisher nur Operationen vom Typ I durch. Diese ermöglichen eine genügende Korrektur. Bisher haben wir bezüglich der Durchblutungsstörungen bei unseren Operationen nie Probleme gehabt. Andererseits haben wir aber auch

bei einem Patienten (Pat. 2) eine an und für sich geplante Beinverlänge-
rungsoperation wegen der außerordentlich schlechten Beindurchblutung
nicht gewagt, obwohl sie bei einem anderen Patienten (Pat. 1) ohne größere Komplikationen und Schwierigkeiten möglich war. In Anbetracht der
durch die Grunderkrankung bedingten teilweise sehr ausgeprägten Muskel-
zerstörung und dem Ersatz des Bindegewebes durch pathologisch verän-
dertes, wie verbranntes Leder wirkendes Gewebe, können wir nicht erwarten, daß die Funktion auch nur annähernd normal wird. Dennoch können
Fehlstellungen, die die Funktion hochgradig behindern, beseitigt werden
und dadurch Restfunktionen besser eingesetzt werden. Besonders beein-
druckend war der postoperative Funktionsgewinn bei der Operation der
stark in kontrakter Dorsalextension stehenden Hand (Pat. 3). Zudem ist
eine normal stehende Hand naturgemäß im täglichen Leben wesentlich weniger auffällig, als eine stark deformierte.

Vorteile unseres Verfahrens, die bei allen drei genannten Erkrankungen
zum Tragen kommen, sind besonders die Distraktion der Gelenkpartner
während der Korrektur: Die Ilisarov-Methode bietet die einzigartige Möglichkeit, die Gelenkpartner zu distrahieren, so daß durch geeigneten Umbau des Apparates eine ideale Schwenkbewegung des Unterschenkels um
den femoralen Gelenkpartner erfolgen kann. Dabei können auch Subluxa-
tionen, ja sogar Luxationen beseitigt werden. Würden die Gelenkpartner
nicht distrahiert, so würde die Behandlung den ohnehin schon stark ge-
schädigten Gelenkknorpel gänzlich zerstören [7]. Gleiches gilt natürlich
auch für die Hand.

Die Ilisarov-Methode erlaubt eine wenig eingreifende Operation. Die be-
handelte Extremität wird nur mit einer Reihe von transfixierenden Kirsch-
nerdrähten gefaßt. Diese Fixation ist jedoch so stabil, daß auch bei prekä-
ren Weichteil- und Knochenverhältnissen postoperativ eine graduelle Korrektur möglich ist. Während wir bei einer Verlängerung im allgemeinen 1
mm pro Tag distrahieren, können wir die Gelenkbeweglichkeit täglich um
ca. 1 Grad verbessern. In Abhängigkeit vom Befund kann die Korrekturge-
schwindigkeit variiert werden.

Ein anfänglich ungelöstes Problem waren besonders bei den Patienten
mit Dermatomyositis und Sklerodermie die hochgradigen Hüftbeugekontrakturen. Bei diesen läßt sich der Fixateur externe in Anbetracht der
Grunderkrankung nur mit großem Risiko einsetzen, da die Fixation der
Darmbeinschaufeln mit Drähten oder Schrauben zwar technisch möglich
ist, jedoch ein ungünstiger Hebel zur Korrektur des Oberschenkels besteht.
Aus diesem Grund hatten wir bei unseren Patienten anfänglich dieses Problem hintangestellt, und wollten erst die Knie und Füße korrigieren. Es
zeigte sich jedoch, daß im Laufe der Korrektur die zuvor auf konservative
Maßnahmen therapieresistenten Fehlstellungen der Hüftgelenke sich ebenfalls in ihrer Stellung verbessern ließen. Dies gilt nicht für die Patientin
mit JCA, bei der eine Hüftluxation bds. und starke Hüftbeugekontraktur
bds. vorliegt. Bei ihr muß sicherlich durch einen eigenen Eingriff die Beweglichkeit der Hüften verbessert werden.

Wir haben den Eindruck, daß entsprechend der Philosophie Ilisarovs es zumindestens bei der Dermatomyositis und bei der Sklerodermie nicht nur zu lokalen Veränderungen im behandelten Bereich kommt, sondern daß sich auch die Grunderkrankung an sich beeinflussen läßt [4, 5]. Einen irgendwie gearteten systemischen Faktor haben wir noch nicht nachweisen können. Ein weiterer Punkt, der für die Vermutung einer systemischen Wirkung spricht, ist, daß sich bei den betroffenen Extremitäten die Durchblutungssituation (gemessen an klinischen Kriterien), jedoch auch die Muskelkraft erheblich verbesserten. Trophische Störungen traten deutlich weniger auf und besserten sich gegenüber dem präoperativen Zustand. Auch wenn wir keine Normalisierung der Verhältnisse erwarten können, so sind doch alle Patienten mit dem erreichten Ergebnis außerordentlich zufrieden. Selbst die Patientin mit JCA ist mit dem erzielten Ergebnis sehr zufrieden, obwohl bei ihr die geringsten objektiven Erfolge hinsichtlich ihrer Gehfähigkeit erzielt wurden. Zudem sind Bewegungen in den betroffenen Gelenken immer noch sehr schmerzhaft, wenn auch die Belastung in Orthesen gut toleriert wird.

■ Schlußfolgerung. Wir empfehlen das Ilisarov-Verfahren bei den genannten kinderrheumatologischen Erkrankungen, besonders bei der Dermatomyositis und bei der Sklerodermie, wenn andere Maßnahmen nicht mehr hilfreich sind. Die ersten Beobachtungen bei der JCA lassen uns bisher mit der Empfehlung zur Operation noch sehr zurückhaltend sein.

Bei uns hat sich sehr bewährt, die Kinder untereinander vor einer geplanten Operation in Kontakt zu bringen, damit sie sich von Kind zu Kind ausführlich über die geplanten Maßnahmen informieren können. Dies trägt offensichtlich erheblich zur Kooperationsfähigkeit und damit zum Gesamtbehandlungserfolg bei. Unser Vorgehen bietet auch in verzweifelten Fällen noch die Möglichkeit, das Schicksal der vollständigen Rollstuhlabhängigkeit zu vermeiden. Derartige Erfolge hat es bisher noch nicht gegeben.

■ Zusammenfassung

Rheumatologische Erkrankungen wie Dermatomyositis, juvenile chronische Arthritis (JCA) und Sklerodermie können je nach Grad ihrer Ausprägung erhebliche Auswirkungen für die betroffenen Patienten mit sich bringen. Entzündungen der Gelenke, teils auch der umgebenden Weichteile führen zu Gelenkkontrakturen, die mit konservativen Mitteln häufig nicht mehr korrigiert werden können. Bei schwer betroffenen Kindern droht der Verlust der Gehfähigkeit.

Wir haben erstmals 1997 über unsere ersten vorläufigen Behandlungsergebnisse bei Kindern mit den beschriebenen Krankheitsbildern berichtet [2]. In der Zwischenzeit haben wir weitere Erfahrungen gesammelt, die zusätzlichen Aufschluß über die Möglichkeiten einer Behandlung gegeben haben und uns zeigen, daß die anfänglich beobachtete deutliche Verbesserung des Zustandes der Patienten sich auch nach längerer Beobachtungs-zeit nicht verschlechtert.

In unserem Beitrag soll über 16 Operationen zur Korrekturbeseitigung bei Kindern mit kinderrheumatologischen Erkrankungen berichtet werden, die wir in den letzten 7 Jahren behandelt haben.

■ Literatur

1. Correll J, Forth A (1996) Correction of severe clubfoot by the Ilizarov method. Foot Ankle Surgery 2:27
2. Correll J, Truckenbrodt H (1997) Correction of severe joint contractures and leg length discrepancies by external fixation (Ilizarov method). First results in children with rheumatic diseases. Rev Rheumatol (Engl. ed.) 64 (10, Suppl):163
3. Fafalak RG, Person MG, Kagen LJ (1994) Strength in poliomyositis and dermato-myositis: best outcome in patients treated early. J Rheumatol 21:643
4. Ilizarov GA (1989) The tension-stress effect on the genesis and growth of tissues. Part I. The influence of stability of fixation and soft tissue preservation. Clin Or-thop 238:249
5. Ilizarov GA (1989) The tension-stress effect on the genesis and growth of tissues. Part II. The influence of the rate and frequency of distraction. Clin Orthop 239:263
6. Tachdjian MO (1990) Pediatric orthopedics. 2nd edition. Saunders, Philadelphia London Toronto, 2163
7. Van-Valburg AA, Van-Roermund PM, Lammens J, Van-Melkebeek J, Verbout AJ, La-feber EP, Bijlsma JW (1995) Can Ilizarov joint distraction delay the need for an ar-throdesis of the ankle? A preliminary report. J Bone Joint Surg Br 77(5):720

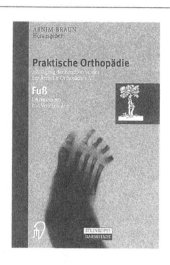